SVEN-DAVID MÜLLER · CHRISTIANE WEISSENBERGER

Ernährungsratgeber Osteoporose

Genießen erlaubt

2., vollständig überarbeitete Auflage

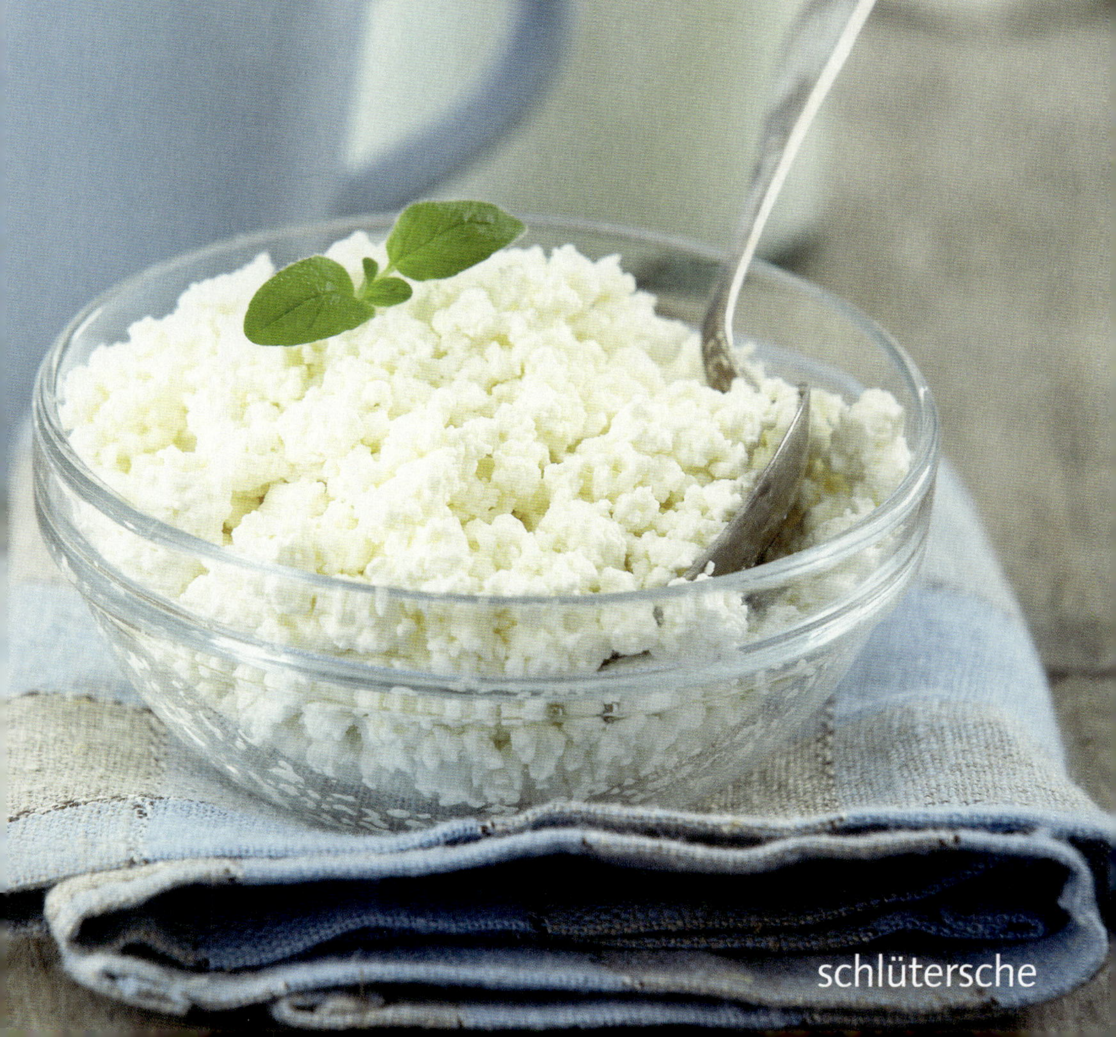

schlütersche

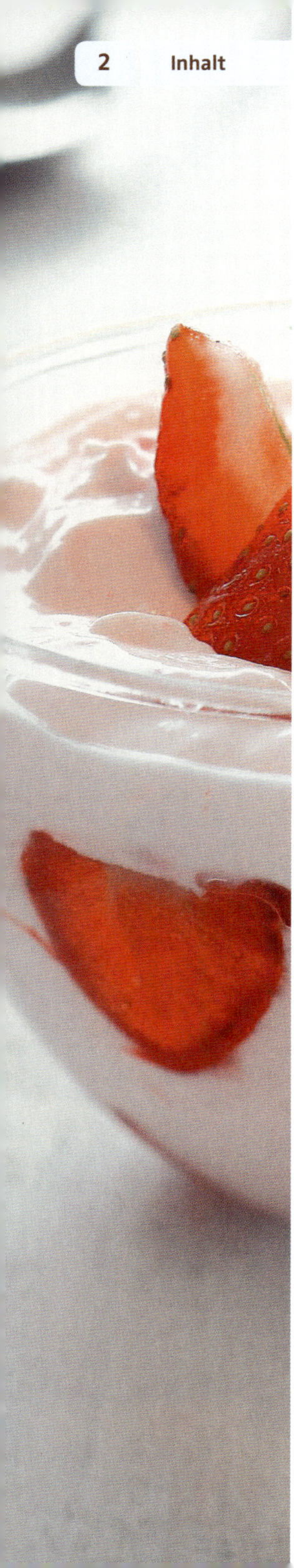

„Durch eine gezielt ausgerichtete Lebensweise lässt sich der Knochenkrankheit Osteoporose wirkungsvoll vorbeugen.“

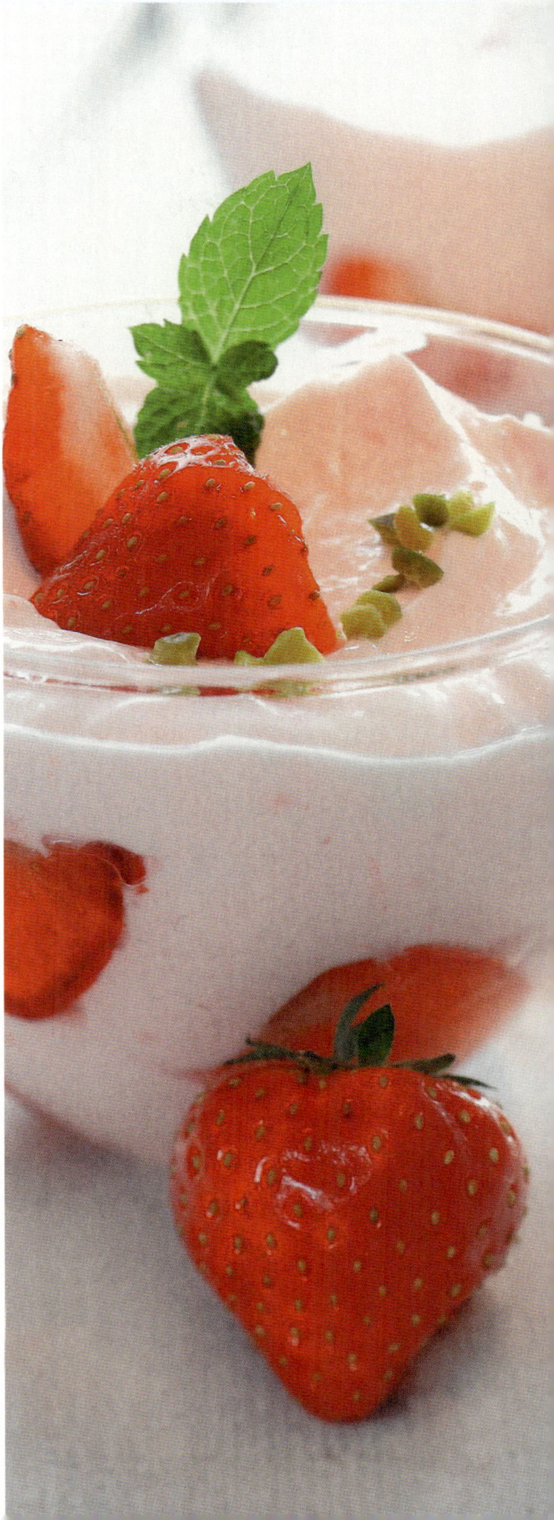

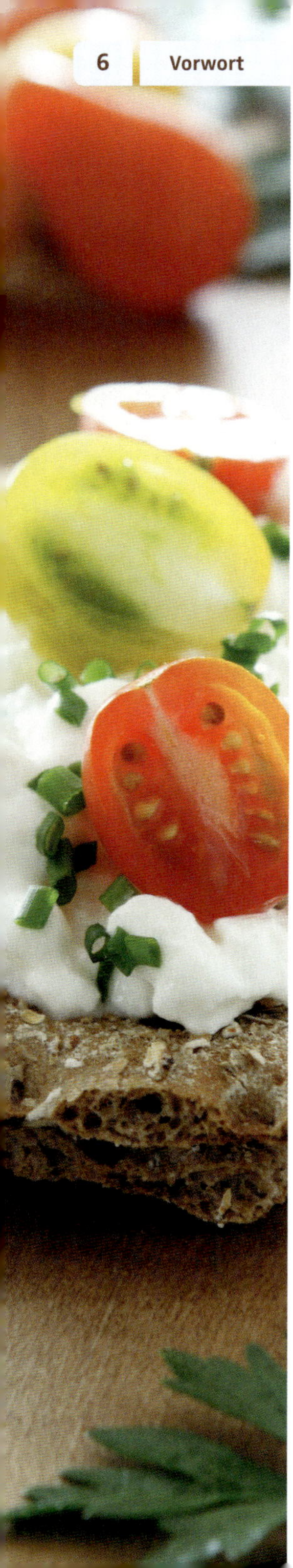

VORWORT

Liebe Leserin, lieber Leser,

Osteoporose ist eine Krankheit, die noch immer unterschätzt und zu wenig beachtet wird: Studien haben ergeben, dass weniger als 25 Prozent der von Osteoporose Betroffenen rechtzeitig, ausreichend oder richtig behandelt werden. Dabei können Sie der Krankheit gut vorbeugen, wenn Sie selbst aktiv werden. Man kann mit Osteoporose leben und Osteoporose lässt sich gezielt und erfolgreich behandeln, wenn Sie nur mithelfen!

Schon seit längerer Zeit kennt man die Zusammenhänge zwischen Ernährung und Osteoporose. Allerdings gehen die Ratschläge oftmals über „Essen Sie ausreichend Milchprodukte, auch Obst und Gemüse sind wichtig" nicht hinaus. Menschen, die an einer Unverträglichkeit von Milchprodukten leiden, bleiben ratlos zurück. Natürlich gibt es eine Reihe von Medikamenten, die bei manifester Osteoporose wirksam sind, man kann auch Kalzium-Präparate einnehmen. Da aber gerade eine gute Ernährung durch das Zusammenspiel vieler Faktoren im menschlichen Stoffwechsel eine entscheidende Rolle spielt, kann deren Wichtigkeit nicht oft genug hervorgehoben werden.

„Werden Sie als Patient selbst aktiv!"

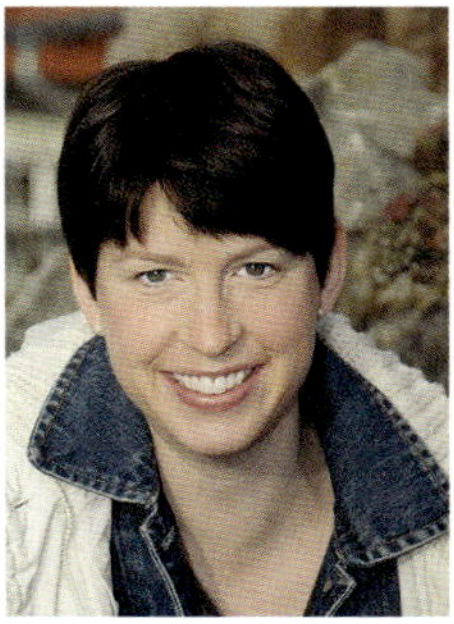

Christiane Weißenberger
Staatlich anerkannte Diätassistentin/ Diabetesassistentin

„Knochengesunde Gerichte schmecken der ganzen Familie."

Eine knochengesunde Ernährung und Genuss stehen dabei keineswegs im Widerspruch. Und knochenbewusste Ernährung bei Osteoporose heißt einfach gesund essen, mit Schwerpunkt auf Kalzium. Wir haben für Sie außerdem eine Reihe weiterer Nährstoffe zusammengestellt, die knochengesund sind. Dazu zählen Vitamine, Mineralstoffe und Spurenelemente. Eine solche Ernährungsweise schmeckt der ganzen Familie!

Für Osteoporose gilt der Ausspruch „Vorbeugen ist besser als heilen!". Was in diesem Zusammenhang wichtig ist, erfahren Sie in diesem Buch.

Viele Rezepte ermöglichen Ihnen einen genussvollen Einstieg in eine Ernährung, die dem Knochenschwund entgegenwirkt. Seien Sie kreativ und variieren Sie die Gerichte nach Herzenslust, damit bei Ihnen stets neue, leckere Mahlzeiten auf den Tisch kommen.

Wenn Sie Anregungen, Fragen, Wünsche oder Kritik haben, zögern Sie nicht, uns zu kontaktieren.

Viel Gesundheit wünschen Ihnen

Ihr
Sven-David Müller

Ihre
Christiane Weißenberger

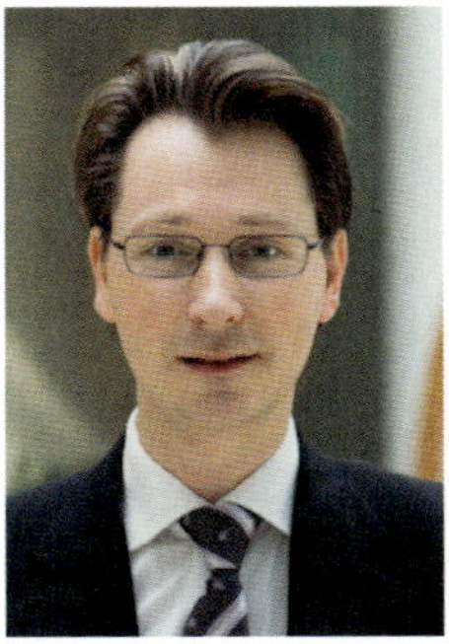

Sven-David Müller
M. Sc., Staatlich anerkannter Diätassistent/ Diabetesberater DDG und Gesundheits-publizist

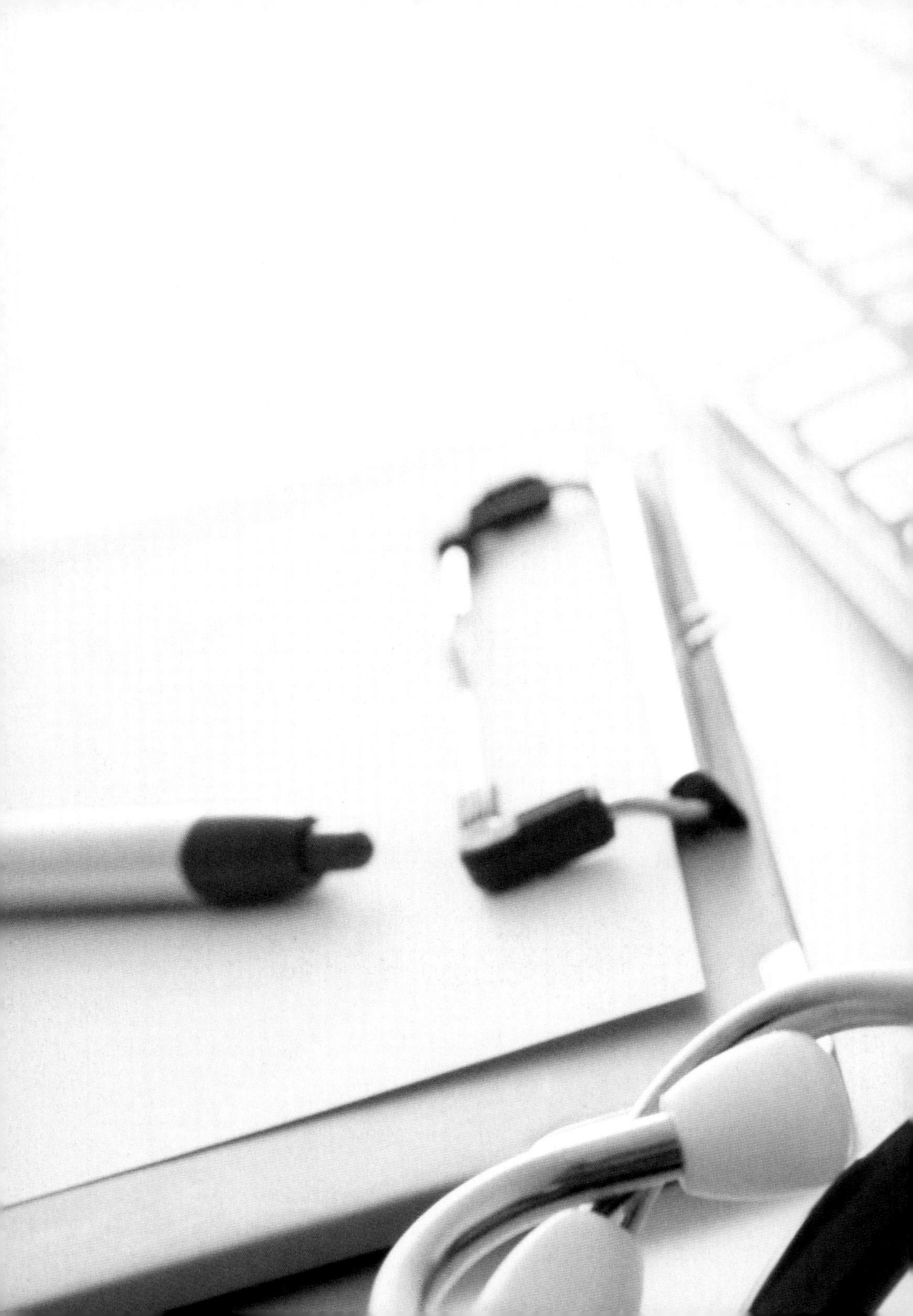

OSTEOPOROSE – DAS SOLLTEN SIE WISSEN

Osteoporose ist die häufigste Erkrankung des Skeletts. Die Knochen werden instabil und bei jeder dritten Frau ab 50 brüchig. In diesem Kapitel erhalten Sie zahlreiche Informationen zur Entstehung der Krankheit und lernen die wichtigsten Risikofaktoren kennen.

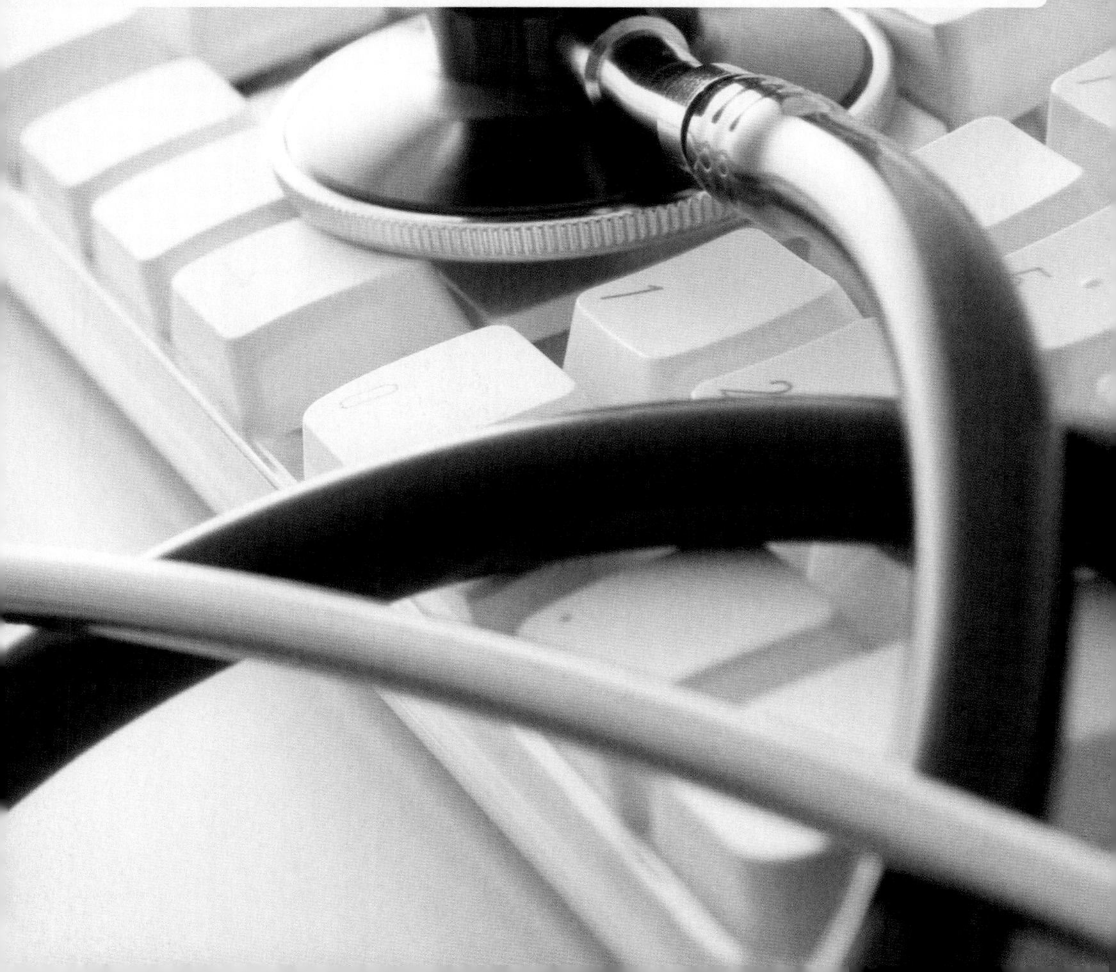

Was ist Osteoporose?

Osteoporose wird auch als Knochenschwund bezeichnet. Sie ist eine der zehn bedeutendsten Erkrankungen auf der Welt. Die Knochenkrankheit ist definiert als krankhafte Abnahme der Knochendichte durch den übermäßig raschen Abbau der Knochensubstanz und -struktur. Folge ist eine erhöhte Brüchigkeit der Knochen, die oft sehr schmerzhaft ist und die das gesamte Skelett betreffen kann.

Der Knochen – ein ständiger Auf- und Abbau

Der Knochen ist ein aktives Organ, das Knochengewebe wird ständig ab- und wieder aufgebaut. Etwa vier Mal im Laufe unseres Lebens erneuert sich unser Skelett vollständig! Zuständig für den Knochenumbau sind kleine Zellen: die Osteoklasten und Osteoblasten.

!

Osteoklasten sind „Knochenfresser".

Die Osteoklasten nennt man auch „Knochenfresser". Die Zellen fusionieren und binden sich fest an den Knochen. Werden sie aktiviert, scheiden sie Enzyme und Ionen aus. Außerhalb der Zelle verbinden sie sich zu Säuren, die den Knochen auflösen. Die Abbauprodukte, so auch das Kalzium, werden von den Osteoklasten aufgenommen und an die Umgebung abgegeben. So steigt nach und nach der Kalziumspiegel in der Umgebung. Hat dieser ein bestimmtes Niveau erreicht, löst sich der Osteoklast wieder vom Untergrund ab.

!

Osteoblasten sind „Knochenbauer".

Nun beginnen die Osteoblasten, die „Knochenbauer", mit ihrer Arbeit. Sie füllen die abgebauten Stellen mit neuer, weicher Knochensubstanz, dem Osteoid. In diese Grundsubstanz werden dann Kalksalze eingelagert, die dem Knochen seine Härte und Festigkeit verleihen. Viele der Osteoblasten bleiben auf der Oberfläche des aufgebauten Knochens zurück, einige werden jedoch auch mit in den Knochen eingebaut. Dort werden sie zu Osteozyten. Diese haben die wichtige Funktion, kollagene Fasern herzustellen, die dem Knochen seine Elastizität verleihen. Daneben regulieren sie die Aktivität der Osteoblasten und die Mineralisation des Knochens.

Bis zum 35. Lebensjahr bildet der Körper mehr Knochensubstanz auf, als abgebaut wird. Danach kehrt sich diese Tendenz langsam ins Gegenteil. Ein gewisser Knochenschwund ist mit wachsendem Alter also völlig normal. Bei Osteoporose-Patienten schreitet dieser jedoch schneller und aggressiver voran als bei gesunden Menschen.

Eine Osteoporose verursacht über lange Zeit keine Beschwerden, macht sich in fortgeschrittenen Stadien aber durch Knochenbrüche bemerkbar, die sich ohne ersichtlichen Grund oder bei alltäglichen Belastungen ereignen.

Obwohl Männer keineswegs verschont bleiben, ist Osteoporose vor allem ein Leiden der Frauen: Sie sind mehr als doppelt so oft wie Männer betroffen. Nach dem 50. Lebensjahr beziehungsweise nach den Wechseljahren erleidet jede dritte Frau einen durch Osteoporose bedingten Knochenbruch, postmenopausale Osteoporose genannt. Bei den 70-Jährigen ist es schon jede zweite. Männer erkranken in der Regel zehn Jahre später. Zudem ist die Osteoporose bei ihnen eher schwächer ausgeprägt als bei Frauen, dafür aber öfter Folge anderer Erkrankungen, wie Überfunktion der Nebennierenrinde, Erkrankungen des Magen-Darm-Traktes oder übermäßigem Konsum von Alkohol, Zigaretten oder Kaffee.

!

Wenn die Körpergröße durch die Osteoporose abnimmt, ist die Erkrankung schon weit fortgeschritten.

Neben der postmenopausalen Osteoporose ist die Alters-Osteoporose eine häufige Erscheinungsform der Erkrankung. Dabei ist die Trennlinie nicht immer einfach zu ziehen. Viele Frauen haben ihre Diagnose Osteoporose sozusagen ins höhere Alter mitgenommen. Mit anderen Worten: Aus der postmenopausalen ist eine Alters-Osteoporose geworden. Und das bedeutet, dass das Risiko von Knochenbrüchen und weiteren Komplikationen noch einmal deutlich steigt. Auch tritt das Krankheitsbild bei vielen Frauen im höheren Alter erstmals in vollem Umfang zutage.

Formen der Osteoporose

Postmenopausale Osteoporose (Primäre Osteoporose)

Diese Form betrifft Frauen in den Wechseljahren. Sie wird unter anderem durch einen Mangel am weiblichen Geschlechtshormon Östrogen ausgelöst, der eine Beschleunigung des Knochenstoffwechsels mit vermehrtem Knochenabbau nach sich zieht.

Alters-Osteoporose (Primäre Osteoporose)

Von dieser Form sind vor allem Menschen über 70 Jahren beider Geschlechter betroffen. Frauen erkranken an dieser Form des Knochenschwundes allerdings doppelt so häufig wie Männer.

Sekundäre Osteoporose

In den übrigen Fällen handelt es sich um eine sekundäre Osteoporose. Hier ist der erhöhte Knochenabbau Folge- oder Begleiterscheinung einer anderen Erkrankung wie Hormonstörungen oder chronische Magen-Darm-Erkrankungen.

!

Frauen sind deutlich häufiger betroffen.

Bei Verdacht auf Osteoporose sollte die Diagnose so früh wie möglich gestellt werden, damit rechtzeitig eine ideale Therapie eingeleitet werden kann. Je früher Sie mit der Therapie beginnen, desto besser ist ihr Erfolg. Denn die Knochenbrüche, sogenannte Fragilitätsfrakturen, die in der Spätphase der Erkrankung auftreten, können zu Einbußen in der Lebensqualität und zu einem Verlust der Selbstständigkeit bis hin zur Invalidität mit Pflegebedürftigkeit führen.

!

Im höheren Alter wird das Knochensystem noch weiter geschwächt.

Folgen der Osteoporose

- Schwache und bruchanfällige Knochen
- Ständige (Knochen-)Schmerzen
- Mangelnde Bewegung aufgrund der Schmerzen
- Weitere Meidung der mechanischen Belastbarkeit bis zur Unbeweglichkeit
- Zunehmende Angst vor weiteren Frakturen

!

Je früher die Diagnose, desto besser die Therapieerfolge.

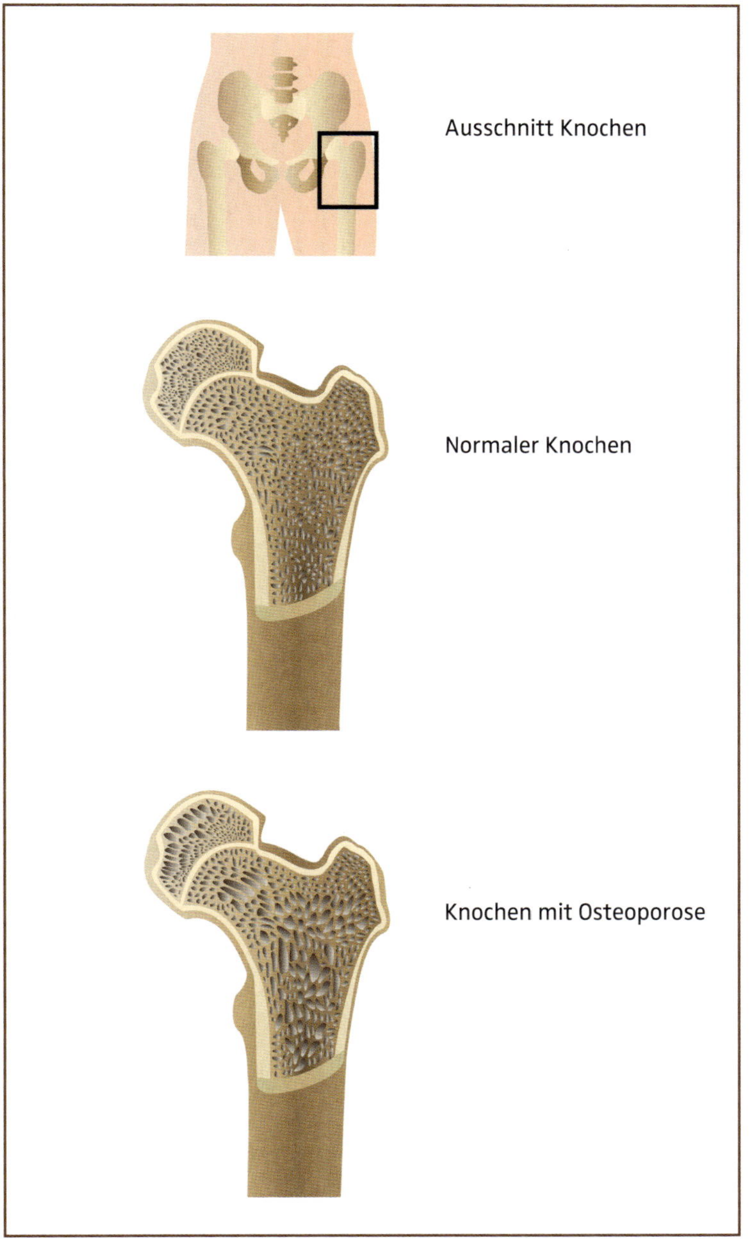

Gesunder Knochen und Knochen mit Osteoporose (Knochenschwund).

Wie Osteoporose erkannt wird

!

Am Anfang spürt man eine Osteoporose nicht.

Wer Osteoporose hat, spürt zunächst nichts davon. Hat die Knochendichte bereits deutlich nachgelassen, kann es schnell zu einem Knochenbruch kommen, sogar bei alltäglichen Handlungen wie dem Heben eines schweren Gegenstandes. Häufig betroffen sind dabei die Wirbelkörper, Hüfte und Oberschenkel.

Auch zeitweilige bis dauerhafte Rückenschmerzen können Anzeichen für eine beginnende Osteoporose sein.

Weitere Hinweise sind eine Verminderung der Körpergröße um mehr als vier Zentimeter gegenüber der im Personalausweis eingetragenen Größe – bedingt durch Abnahme der Wirbelkörperhöhe und Deckplatteneinbrüche –, ein zunehmender Rundrücken und im weiteren Verlauf eine Abnahme der Beweglichkeit.

Um eine sichere Diagnose stellen zu können, wird der Arzt zunächst Ihre Krankheitsgeschichte und mögliche Risikofaktoren erfragen und eine gründliche körperliche Untersuchung mit besonderer Beachtung des Knochensystems vornehmen.

Röntgenaufnahmen der Brust- und Lendenwirbelsäule ermöglichen es, typische Zeichen einer Osteoporose, wie Wirbelverformungen oder Wirbelbrüche, zu entdecken.

!

Der T-Wert bezeichnet die Abweichung des gemessenen Patientenwertes zum Mittelwert gesunder junger Erwachsener.

Zusätzliche Hinweise zum Ausmaß des Knochenabbaus liefert die Knochendichtemessung (Densitometrie). Dabei wird die Knochendichte an der Lendenwirbelsäule und der Hüfte mit einer geringen Menge an Röntgenstrahlen gemessen. Der Messwert wird mit der durchschnittlichen Knochendichte von gesunden jungen Erwachsenen verglichen und mit dem sogenannten T-Wert beschrieben. Nach der Definition der Weltgesundheitsorganisation WHO liegt eine Osteoporose vor, wenn der Messwert der Knochendichtemessung mindestens 2,5 unter dem Durchschnitt der geschlechtsgleichen 30-jährigen Gesunden liegt, d. h. ein T-Wert ≤ –2,5 vorliegt. Man nennt diesen optimalen Wert peakbonemass oder auch Spitzenknochenmasse. Er muss zur Abschätzung des individuellen Knochenbruchrisikos unter Berücksichtigung der anderen Untersuchungsergebnisse interpretiert werden.

T-WERT	KLASSIFIKATION DER WHO
≥ −1	Normalbefund
−1 bis −2,5	Osteopenie (Vorstufe der Osteoporose)
≤ −2,5	präklinische Osteoporose und Frakturen
≤ −2,5	manifeste Osteoporose

Symptome für eine beginnende Osteoporose können zeitweilige bis dauerhafte Rückenschmerzen sein.

Zum Ausschluss von anderen Erkrankungen, die beispielsweise im Zusammenhang mit einer sekundären Osteoporose auftreten können, dienen Blut- und Urinuntersuchungen.

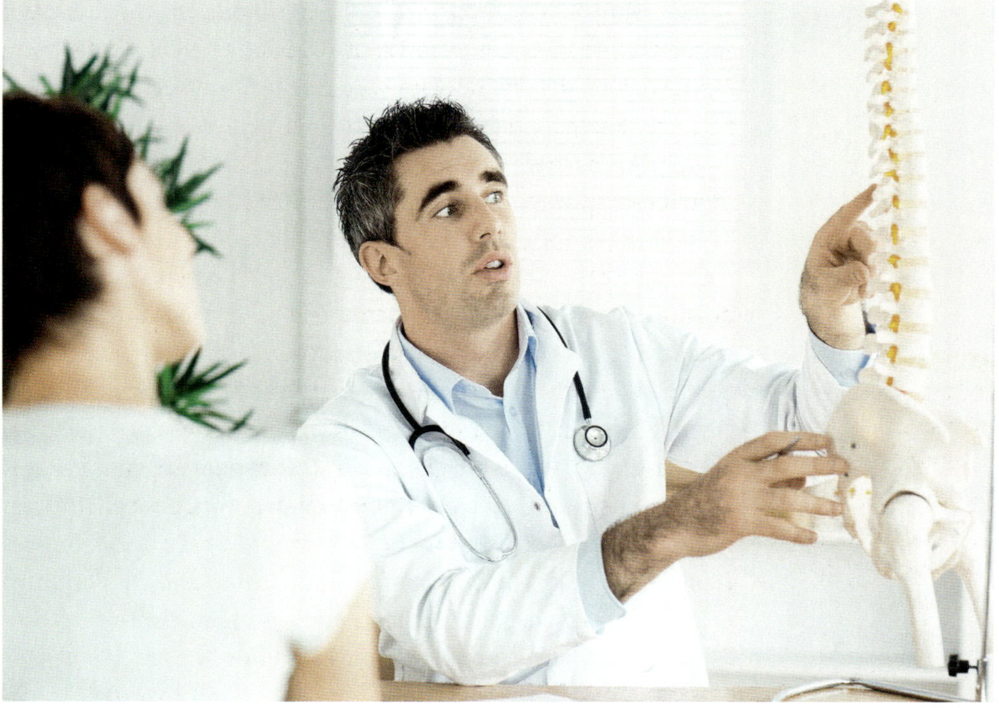

Wie Osteoporose behandelt wird

Die Behandlung einer Osteoporose erfolgt über Medikamente und ein Bewegungstraining. Die dritte Säule der Behandlung ist eine an die Krankheit angepasste Ernährung, zu der Sie in einem späteren Kapitel ausführliche Informationen erhalten.

Medikamente gegen Osteoporose

Grundlage jeglicher medikamentösen Osteoporose-Behandlung sind Kalizum und Vitamin D. Daneben unterscheidet man nach dem Wirkmechanismus zwei Gruppen von Medikamenten:

- Medikamente, die eine erhöhte Knochenabbaurate bremsen (Antiresorptiva). Bei manifester Osteoporose haben sich beispielsweise Bisphosphonate bewährt, die die Aktivität knochenabbauender Zellen vermindern. Östrogen und Gestagen wird bei Frauen nach den Wechseljahren empfohlen. Sie hemmen ebenfalls die Aktivität der knochenabbauenden Zellen.
- Medikamente, die den Knochenaufbau stimulieren sollten, wie Fluoride oder Testosteron.

Den Einsatz dieser Medikamente besprechen Sie nach der ausführlichen Anamnese mit Ihrem behandelnden Arzt.

Bewegungstherapie bei Osteoporose

Man muss keine sportlichen Höchstleistungen vollbringen, um dem Fortschreiten der Osteoporose Einhalt zu gebieten. Schon regelmäßiges Spazierengehen und zweimal pro Woche eine halbe Stunde Rückenschwimmen oder Wassergymnastik fördern den Knochenaufbau. Gut sind auch zweimal pro Woche gezieltes Kraft- und Koordinationstraining sowie ein Geh- oder ein leichtes Lauftraining. Mit krankengymnastischen Übungen werden Muskelverspannungen durch Fehlbelastungen gelindert. Schmerzlindernd wirken auch örtliche Wärmeanwendungen wie Moorbäder oder Fangopackungen.

!

Vor allem Ungeübte sollten sich einer professionellen Trainingsgruppe anschließen.

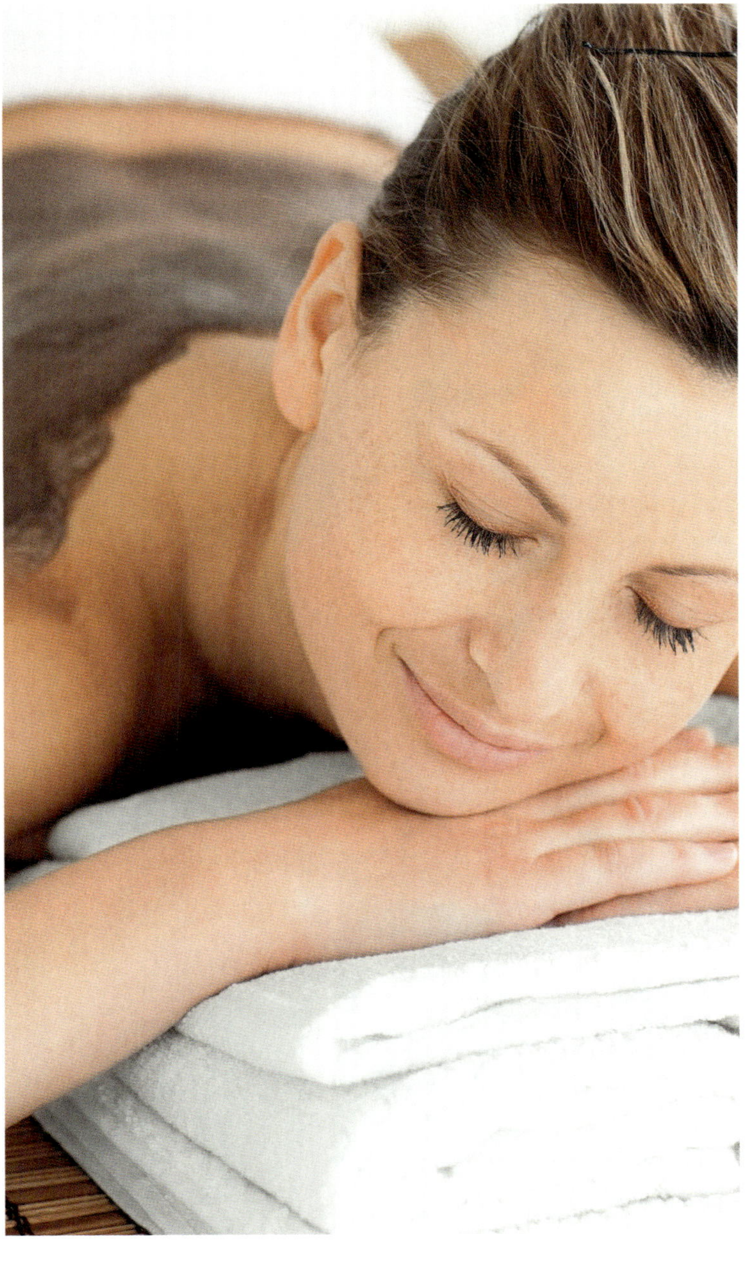

Wärmeanwendungen, wie zum Beispiel Fangopackungen, können die Symptome lindern.

Wie Osteoporose verursacht wird

!

Einigen Ursachen von Osteoporose können Sie aktiv entgegentreten.

Die Ursachen für die Entstehung einer Osteoporose liegen in der im Alter abnehmenden Bruchfestigkeit des Knochens. Weitere Risikofaktoren sind Fehlernährung, Vitamin-D-Mangel, starker Gewichtsverlust – aber auch starkes Übergewicht –, stark eingeschränkte Beweglichkeit oder Bewegungsmangel und Alkoholmissbrauch. Auch eine extrem kalziumarme Ernährung, eine in der Familie liegende Veranlagung zur Osteoporose, Zigarettenkonsum sowie bei Frauen eine späte erste Monatsblutung und frühe Menopause begünstigen das Auftreten der Erkrankung.

Grundsätzlich stellt ein niedriges Körpergewicht einen Risikofaktor für die Entstehung von vielen Erkrankungen dar, es ist akut sogar gefährlicher als Übergewicht. Für die Erhaltung der Knochen sind für Mann und Frau ein normales Körpergewicht und eine normale Körperstatur anzustreben. Auch im Alter ist es nicht gesund, besonders dünn oder dick zu sein.

Osteoporose-Risikofaktoren

- Alter über 60 Jahre
- Starke Gewichtsabnahme in kurzer Zeit
- Bewegungsmangel
- Sehr schlanke Frauen sind besonders gefährdet
- Übergewicht
- Extrem kalziumarme Ernährung
- Vitamin-D-Mangel
- Medikamente (z. B. Kortison)
- Alkoholmissbrauch
- Rauchen
- Hormonelle Störungen
- Familiäre Veranlagung

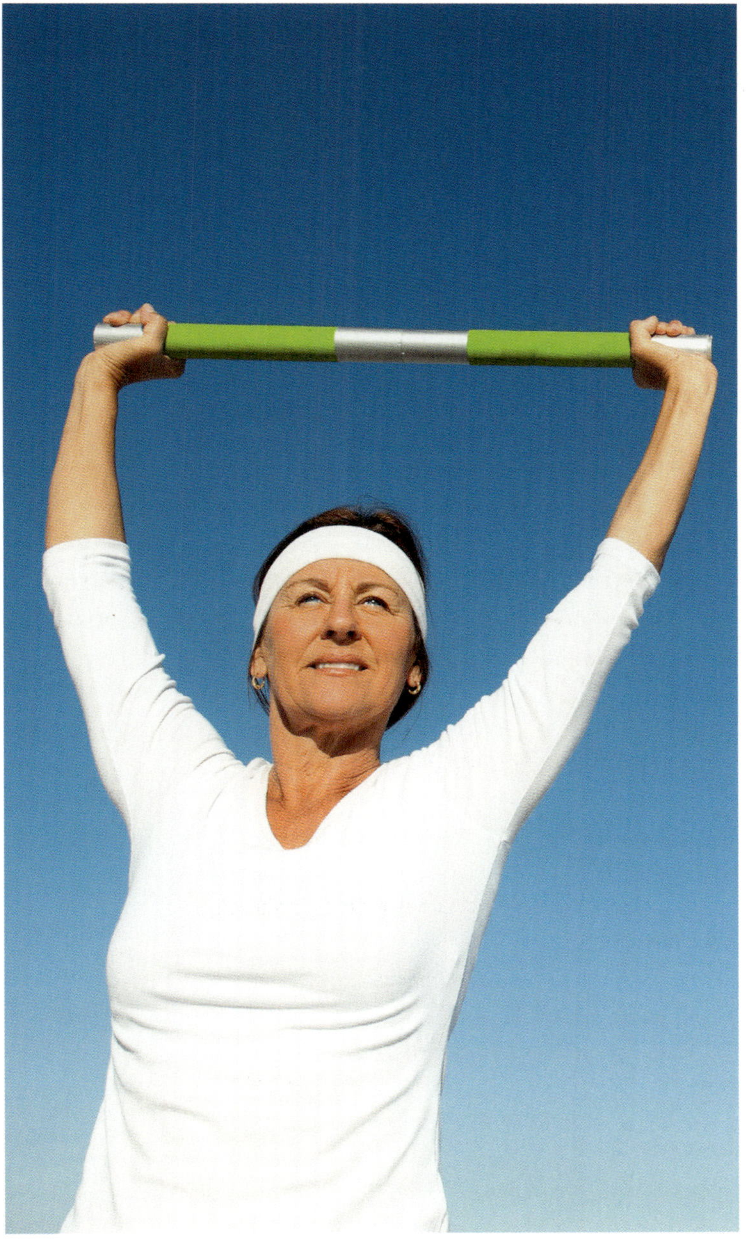

Regelmäßige Bewegung und ein normales Körpergewicht können Osteoporose vorbeugen.

Risiko: Kalziumarme Ernährung

Der Mineralstoff Kalzium ist wichtiger Bestandteil des Skeletts und dient neben seiner Gerüstfunktion auch als Reservepool für das Kalzium im Blut. Eine zu niedrige Zufuhr von Kalzium von weniger als 300 Milligramm täglich führt zu Hypokalzämie (zu wenig Kalzium im Blut) und zu einer verminderten Mineralisierung der Knochen, die das Osteoporoserisiko erhöhen.

!

Der menschliche Organismus enthält ca. 1 kg Kalzium.

Frauen sind nach der Menopause durch die hormonelle Umstellung besonders leicht einem Kalziummangel ausgesetzt. Kinder mit ungenügender Kalziumzufuhr bleiben außerdem kleiner, da Kalzium auch das Knochenlängenwachstum fördert.

Risiko: Vitamin-D-Mangel

Um eine ausgewogene Kalziumaufnahme aus dem Darm und eine adäquate Einlagerung in den Knochen zu gewährleisten, ist Vitamin D erforderlich. Leider leiden nicht wenige Menschen in Deutschland unter Vitamin-D-Mangel. Das trifft insbesondere für ältere Menschen, die ohnehin ein hohes Osteoporose-Risiko haben, zu. Langanhaltender Vitamin-D-Mangel führt zu Minderwuchs und verhindert das Erreichen der adäquaten Spitzenknochenmasse (peakbonemass).

Risiko: Bewegungsmangel

Bewegung beugt Osteoporose vor, zugleich ist sie ein entscheidender Teil der Osteoporose-Therapie. Bei jeder Bewegung üben nämlich die Muskeln einen Reiz auf die Knochen aus, so dass der Knochenaufbau aktiviert wird. Durch diese Beanspruchung nimmt die Knochenmasse zu, genauso wie die Muskelmasse.

!

Wenn Sie schon eine Osteoporose haben, sollten Sie nur unter fachlicher Betreuung trainieren.

Ohne Training kommt es zum Abbau von Knochen- und Muskelmasse. Kräftige Muskeln sind außerdem wichtig für eine gute Körperhaltung, verbessern Gleichgewicht und Beweglichkeit und tragen somit zur Vermeidung von Stürzen bei.

Wenn Sie bisher nicht an Bewegungsaktivitäten teilgenommen haben oder wenn Sie intensiver Sport treiben möchten, sollten Sie Rücksprache mit Ihrem Arzt halten. Der Schweregrad der Osteoporose bestimmt, welche Aktivitäten für Sie am besten geeignet sind – Ihr Arzt oder Physiotherapeut kann Sie hierzu beraten. Auch können diese Experten Ihnen zeigen, wie Sie bestimmte Übungen am besten ausführen.

Die folgenden Ratschläge sollten Sie dabei beachten:

- Wählen Sie eine Aktivität, die Ihnen Spaß macht und die zu Ihnen passt.
- Bewegen Sie sich an möglichst vielen Tagen in der Woche. Nutzen Sie jede Möglichkeit im Alltag, sich zu bewegen.
- Bewegen Sie sich gemeinsam mit anderen, das macht einfach mehr Spaß.
- Achten Sie beim Hochheben und Niederlegen auf einen aufrechten Rücken und gebeugte Knie.
- Aktivitäten in der Natur und in einem Fitnessclub sind sehr geeignet für Menschen mit Osteoporose.
- Wenn Sie Osteoporose haben, belasten Sie Ihre Knochen durch regelmäßiges Stehen und Spazierengehen, vermeiden Sie Springen.
- Vermeiden Sie Übungen, bei denen Sie sich nach vorne überbeugen müssen. Das ist sehr belastend für Ihren Rücken.
- Vermeiden Sie Überanstrengung.

!

Wichtig: Die Bewegung sollte Spaß machen.

Geeignete Sportarten für Osteoporose-Patienten sind Wandern und schnelles Gehen, Skilanglauf, Schwimmen und Tanzen. Grundsätzlich sollten Sie Sportarten wählen, bei denen das Sturzrisiko minimal ist.

Tipps für den Alltag

- Bei einer bereits bestehenden Osteoporose ist die Gefahr von Knochenbrüchen sehr hoch.
- Ihr Zuhause sollte so eingerichtet sein, dass keine Sturzgefahr besteht.
- Tragen Sie zweckmäßige, flache Schuhe mit rutschfesten Sohlen, achten Sie auf eine gute Beleuchtung im Haus und verbannen Sie rutschende Teppichläufer.
- Tragen Sie möglichst keine schweren Lasten.
- An Tagen mit Glatteis sollten Sie die Wohnung nur für unbedingt notwendige Besorgungen verlassen.
- Manche Medikamente wie Schlafmittel, Mittel gegen Allergien, hohen Blutdruck und Antidepressiva können die Reaktionsfähigkeit einschränken. Bei entsprechender Reaktion sollten Sie mit dem behandelnden Arzt alternative Therapiemöglichkeiten besprechen.

Risiko: Körpergewicht

Ein weiterer wichtiger Faktor für die Knochenentwicklung ist das Körpergewicht. Was viele nicht wissen: Eine durch Untergewicht verminderte peakbonemass normalisiert sich auch nach erfolgreicher Behandlung nicht mehr. Auch bei der sogenannten Fress-Brech-Sucht ist die Osteoporosegefahr erhöht. Unzureichend behandelte Magersüchtige haben ein deutlich erhöhtes Osteoporose-Risiko. Grundsätzlich ist ein niedriges Gewicht ein Risiko für die Entstehung der Knochenkrankheit Osteoporose.

!

Unser heutiges Schönheitsideal begünstigt Osteoporose.

Gesund für die Knochen ist ein normales Körpergewicht, das leider nicht in jedem Falle dem momentanen Schönheitsideal entspricht. Halten Sie sich vor Augen, dass eine der wohl schönsten Frauen der Welt Kleidergröße 42 trug: Marilyn Monroe. Ein Body-Mass-Index zwischen 20 und 25 ist ideal. Ältere Menschen dürfen ohne Bedenken einen BMI von 27 aufweisen.

Auch Übergewicht führt zu einer stärkeren Belastung des Skeletts und erhöht somit das Risiko von Knochenbrüchen.

Risiko: Alter

Mit zunehmendem Alter steigt die Gefahr, an Osteoporose zu erkranken. Dabei sind zwei Prozesse wichtig: einerseits eine verminderte Kalziumaufnahme und Mineralisierung am Knochen, andererseits eine verminderte Osteoblastenaktivität (siehe Seite 10) und somit ein verminderter Neuaufbau von Kollagen. Kollagene sind Eiweiße, die aufgrund ihrer extremen Zugfestigkeit für die Formbeständigkeit und Festigkeit von Knochen, Knorpeln, Bandscheiben, Sehnen und Haut sorgen.

Der Verlust an Knochenmasse liegt beim Gesunden nach dem 30. bis 40. Lebensjahr bei 0,25 bis 0,5 Prozent pro Jahr. Bei Männern hält dies bis zum Lebensende an, wenn keine Erkrankungen der Knochen auftreten. Bei Frauen kommt zusätzlich der Knochenmassenverlust, der nach der Menopause eintritt, hinzu.

!

Osteoporose ist auch eine Krankheit des Alters.

Risiko: Hormonelle Veränderung

Osteoporose tritt häufig bei Frauen in der Menopause auf, da während der Wechseljahre der Östrogenspiegel sinkt und es zu einem erhöhten Knochen-Mineralienverlust kommt. Ein stabiler Östrogenspiegel ist neben einer ausgewogenen, kalziumreichen Ernährung wichtig für den Knochenstoffwechsel und verhindert einen übermäßigen Mineralstoffverlust und Knochenabbau.

Aber auch die Einnahme verschiedener Medikamente, die Einfluss auf das hormonelle System haben, insbesondere Kortison, oder verschiedene hormonelle Störungen wie eine Schilddrüsenüberfunktion können die Entstehung von Osteoporose begünstigen.

!

Pflanzliche Präparate mit hormonähnlichen Eigenschaften können eine gute Alternative zur klassischen Hormontherapie darstellen.

Warum Vorbeugung so wichtig ist

!

Defizite in der Knochendichte können im Erwachsenenalter nicht mehr ausgeglichen werden.

Eine möglichst hohe Knochendichte ist der beste Schutz vor Osteoporose. Die höchste Knochenmasse erreichen wir zwischen dem 25. und 30. Lebensjahr. Defizite, die in diesem Lebensabschnitt oder früher entstehen, können lebenslang nicht mehr ausgeglichen werden und haben ein erhöhtes Osteoporose-Risiko zur Folge. Daher ist es besonders wichtig, das Ernährungsverhalten in der Kindheit, Jugend und dem jungen Erwachsenenalter knochengesund zu gestalten.

Da eine Osteoporose anfänglich schmerzfrei ist, wird die Diagnose in der Regel zu spät gestellt. Die Knochendichte sollte ab dem 40. Lebensjahr regelmäßig gemessen werden. Wenn Sie eine familiäre Veranlagung für Osteoporose haben, sollten Sie beim Gynäkologen oder Orthopäden regelmäßig Ihre Knochendichte bestimmen lassen. Erst wenn es zu Knochenbrüchen kommt, gehört die Messung der Knochendichte zu den Leistungen der gesetzlichen Krankenkassen. Bei familiärer Veranlagung sind die ungefähr 50 Euro für diese Untersuchung aber auch schon vorher gut investiert.

!

Allein eine ausgewogene Ernährung beugt Osteoporose effektiv vor.

Die beste Vorbeugung gegen Osteoporose ist eine abwechslungsreiche Ernährungsweise, wenig Alkohol, ein Verzicht aufs Rauchen sowie regelmäßige maßvolle Bewegung.

Der natürliche Östrogenmangel nach den Wechseljahren kann außerdem durch langfristige Hormongaben ausgeglichen werden. Der Einnahme von Hormonen geht grundsätzlich eine ärztliche Entscheidungsfindung voraus, da sie auch mit Risiken verbunden ist.

Gerade Menschen im mittleren Lebensalter können ihre Knochen und Muskeln durch regelmäßige Bewegung stärken. Dabei ist es nicht erforderlich, olympische Rekorde zu brechen! Inzwischen gibt es in vielen Fitnessstudios sinnvolle Programme, die auch zur Vorbeugung von Osteoporose geeignet sind.

Zusammengefasst stellen eine kalziumreiche Kost, regelmäßige Bewegung und bei Bedarf die Reduktion von Übergewicht oder eine Gewichtszunahme bei Untergewicht sowie eine gezielte Nahrungsergänzung eine gute Prophylaxe dar. Diese Maßnahmen helfen bei bereits aufgetretenen Beschwerden den Krankheitsverlauf abzumildern. Dabei ist die richtige Ernährung ein wichtiger Baustein bei der effektiven Behandlung von Osteoporose.

Kalziumreiche Kost stellt ein wichtiges Element der Prophylaxe dar.

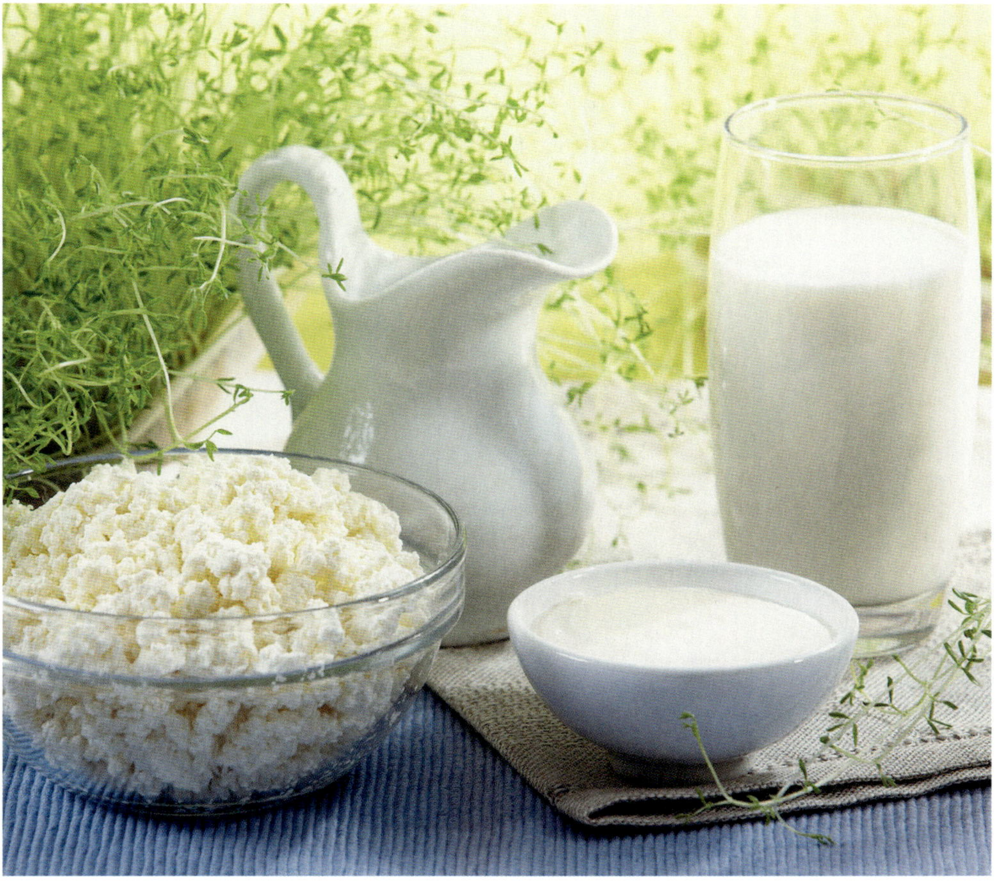

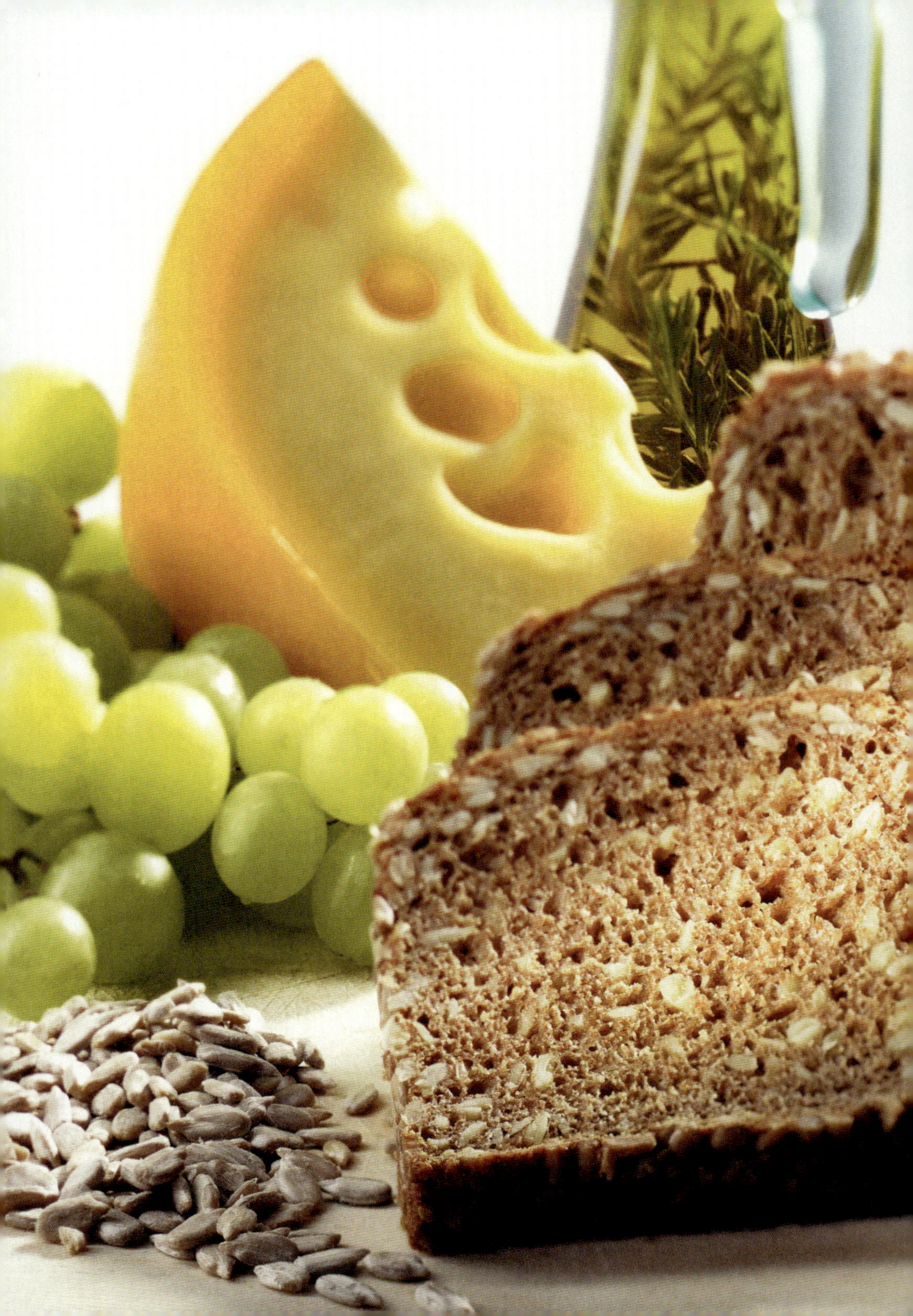

DIE ERNÄHRUNG UMSTELLEN – DAS IST JETZT WICHTIG

Wenn Sie sich ausgewogen ernähren, tun Sie bereits das Richtige, um Osteoporose vorzubeugen. Auf dem Speiseplan sollten pflanzliche Nahrungsmittel wie Gemüse und Obst sowie Vollkornprodukte stehen. Fisch und Geflügel sollten Sie bevorzugt gegenüber rotem Fleisch und in Maßen verzehren. In welchem Verhältnis dabei Energie und Nährstoffe stehen sollten und was für Sie als Patient mit Osteoporose außerdem wichtig ist, erfahren Sie im folgenden Kapitel.

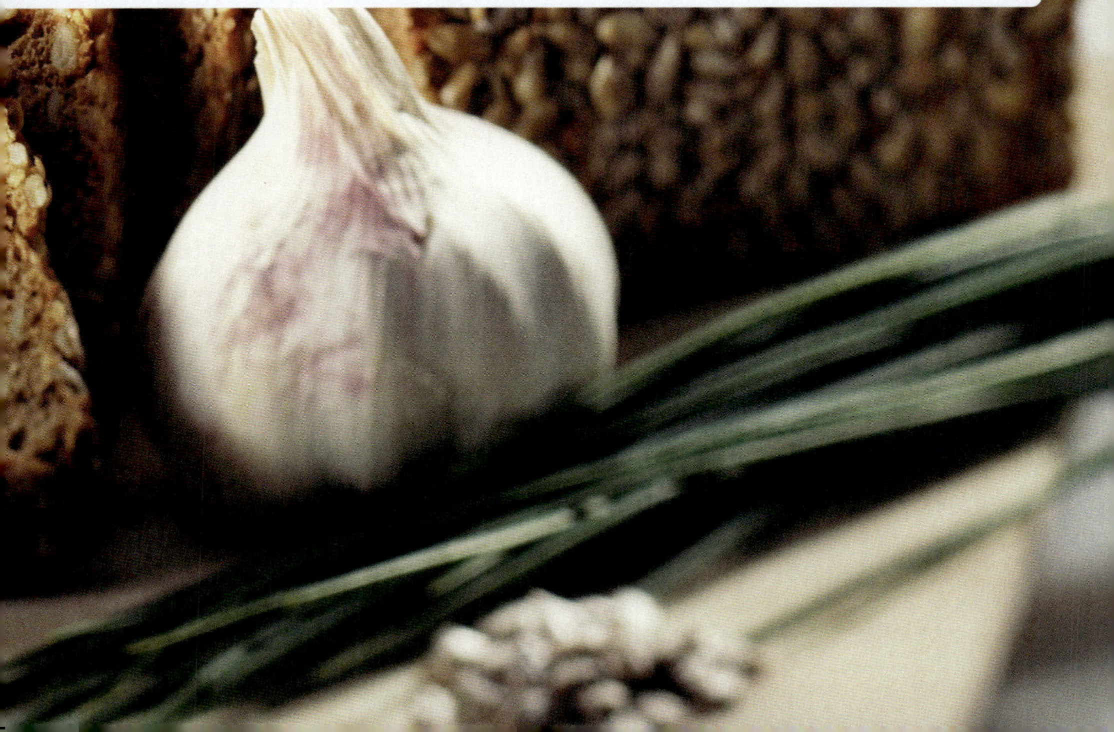

Das braucht unser Körper: Nährstoffe und Energie

Um seine vielfältigen Aufgaben erfüllen zu können, braucht der menschliche Organismus rund um die Uhr Energie und Nährstoffe. Diese Energie muss ihm mit der Nahrung zugeführt werden, und zwar in Form von Kohlenhydraten, Fetten und Eiweißen. Sie gelangen zuerst in den Verdauungstrakt, werden dort aufgenommen und dann mit dem Blut zu den Zellen der Organe transportiert, wo sie verwertet werden. Bei diesem Prozess entstehen körpereigene energiereiche Verbindungen, die sogenannten Adenosintriphosphate (ATP), und Wärmeenergie. Diese im ATP gespeicherte Energie macht sämtliche Stoffwechselreaktionen des Körpers, bei denen Energie verbraucht wird, erst möglich.

!

Alkohol ist kein Nährstoff, obwohl er bei der Verstoffwechslung Energie liefert.

Die verschiedenen Nährstoffe werden in energieliefernde und nicht energieliefernde eingeteilt.

ENERGIELIEFERNDE NÄHRSTOFFE	NICHT ENERGIELIEFERNDE NÄHRSTOFFE
Kohlenhydrate	Wasser
Fette	Mineralstoffe
Eiweiße	Vitamine

Neben diesen Nährstoffen besitzt unsere Nahrung noch weitere Bestandteile, die ebenfalls eine wichtige Rolle spielen:

- Ballaststoffe (Faserstoffe)
- Sekundäre Pflanzenstoffe

Ballaststoffe sind Nahrungsbestandteile, die nicht verdaut werden können. Sie werden im Verdauungstrakt nicht aufgespalten und stellen somit auch keine Energie bereit. Die Aufgabe der Nahrungsfasern besteht vielmehr darin, für eine gesunde Darmbewegung zu sorgen. Darüber hinaus werden sie von den körpereigenen Darmbakterien abgebaut; diese nutzen die dabei gewonnenen Baustoffe und Energie für ihr eigenes Wachstum und ihre Vermehrung.

Sekundäre Pflanzenstoffe sind chemische Verbindungen, die sich in verschiedenen Pflanzen finden, wo sie in unterschiedlicher Menge gebildet werden. Zu dieser Gruppe zählen Farb- und Geschmacksstoffe. Die sekundären Pflanzenstoffe schützen die Pflanze vor Verletzungen und Krankheiten und haben auch auf den menschlichen Organismus eine schützende Wirkung; viele können der Entstehung von Krebs und Herz-Kreislauf-Erkrankungen vorbeugen.

!

Jede Nährstoffgruppe hat ganz besondere Aufgaben.

Jede Nährstoffgruppe ist für ganz besondere Aufgaben im menschlichen Körper zuständig.

- Kohlenhydrate und Fette dienen zur Deckung des Energiebedarfs, zur Aufrechterhaltung von Körpertemperatur und Stoffwechsel und für verschiedene Arbeiten wie die Muskelarbeit.
- Eiweiße, Mineralstoffe und Wasser dienen dem Aufbau und Erhalt des Organismus.
- Vitamine und Mineralstoffe sind nötig für das Wachstum und die Erneuerung von Zellen und Gewebe.

Kohlenhydrate

Die Hauptenergiequellen unseres Körpers sind die Kohlenhydrate, eine Gruppe von Nährstoffen, die aus ähnlichen Bausteinen bestehen. Man unterteilt sie in Einfachzucker (Monosaccharide), Zweifachzucker (Disaccharide) und Vielfachzucker (Polysaccharide), je nachdem, wie viele verknüpfte Kohlenhydrateinheiten sie besitzen.

Zu erkennen sind die verschiedenen Zucker in der Regel an der Endung „-ose“, wie beispielsweise Glukose (Traubenzucker), Fruktose (Fruchtzucker) oder Laktose (Milchzucker). Eine weitere Unterteilung bezieht sich darauf, ob der Körper die Kohlenhydrate verwerten kann oder nicht.

Verwertbarkeit der Kohlenhydrate

VERWERTBARE KOHLENHYDRATE	NICHT VERWERTBARE KOHLENHYDRATE (BALLASTSTOFFE)
Sämtliche Einfachzucker	Zellulose
Sämtliche Zweifachzucker	Hemizellulosen (enthalten in pflanzlichen Zellwänden)
Einige Vielfachzucker wie Stärke oder Glykogen	Weitere Ballaststoffe (Pektine)

Hauptenergiequellen unseres Körpers sind die Kohlenhydrate.

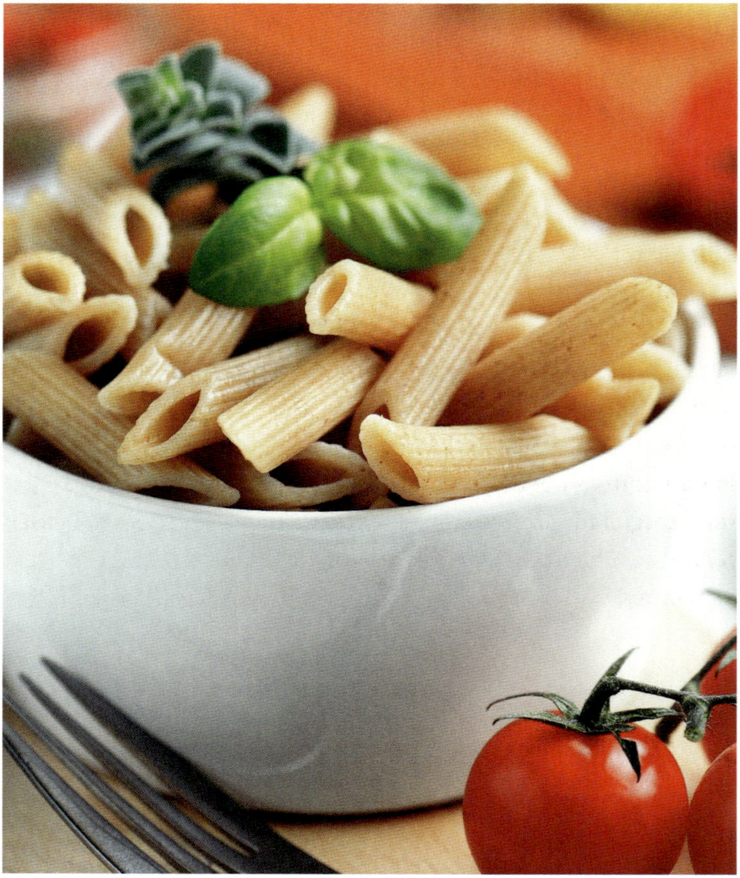

Nach den Empfehlungen der Deutschen Gesellschaft für Ernährung (DGE e. V.) sollten mehr als 50 Prozent der Gesamtenergiezufuhr aus Kohlenhydraten geliefert werden, wobei diese zum größten Teil aus Polysacchariden (Stärke) bestehen sollen. Stärkehaltige Lebensmittel sind beispielsweise Getreide, Kartoffeln und Gemüse. Daneben gibt es noch rasch verfügbare Kohlenhydrate wie Trauben-, Frucht-, Haushalts-, Malz- oder Milchzucker.

Kohlenhydrate dienen dem Körper als schneller Energielieferant, beispielsweise für die Gehirnzellen und die Versorgung des Nervensystems sowie der Muskulatur. Die Kohlenhydratzufuhr dient der direkten energetischen Versorgung des Körpers.

Kohlenhydrate – mit Ausnahme von einigen Ballaststoffen – haben keinen direkten Einfluss auf den Knochenstoffwechsel. Milchzucker (Laktose) jedoch fördert die Kalziumaufnahme und ist daher ein knochengesundes Kohlenhydrat.

!

Milchzucker (Laktose) ist ein knochengesundes Kohlenhydrat.

Ballaststoffe Neben den verwertbaren Kohlenhydraten gibt es die Gruppe der nicht verwertbaren Kohlenhydrate, die Ballaststoffe. Sie kommen ausschließlich in pflanzlichen Lebensmitteln vor. Ballaststoffhaltige Lebensmittel sind Getreide (Schalenanteil) und daraus hergestellte Produkte wie Vollkornbrot, Gemüse und Obst. Pro Tag sollten mit der Nahrung mindestens 30 Gramm Ballaststoffe aufgenommen werden. Ballaststoffe in der Ernährung sorgen für eine gesunde Darmtätigkeit und ein erhöhtes Sättigungsgefühl nach dem Essen. Hinzu kommt, dass sie bei der Senkung des Blutcholesterinspiegels hilfreich sein können.

Eiweiße

Eiweiß dient dem Körper als Baustoff. Aminosäuren sind Bausteine der Eiweiße und haben neben dem Aufbau der Körpermasse noch andere Funktionen im Körper. Sie sind Bestandteile von Enzymen, Hormonen, Antikörpern in der Immunabwehr, Überträgersubstanzen von Nervenimpulsen und vielem mehr. Bei einem

Eiweißmangel stehen dem Körper nicht mehr ausreichend Baustoffe zur Verfügung, und der Organismus ist nicht mehr in der Lage, die körpereigenen Eiweißverbindungen aufzubauen. Es kommt zu zahlreichen Stoffwechselstörungen, beispielsweise einer Schwächung des Immunsystems.

!

Beispiel: Ein 30-jähriger Mann mit 75 kg Körpergewicht hat einen empfohlenen täglichen Eiweißbedarf von 60 g Eiweiß.

Die Deutsche Gesellschaft für Ernährung empfiehlt für den gesunden Erwachsenen eine tägliche Zufuhr von 0,8 Gramm Eiweiß pro Kilogramm Körpergewicht, das entspricht einem Anteil von zehn bis zwölf Prozent der Gesamtenergiezufuhr. Ältere Menschen sollten auf eine eiweißreiche Kost achten, da lediglich der Energiebedarf, aber nicht der Proteinbedarf mit zunehmendem Alter sinkt.

Zu viel Eiweiß fördert jedoch wiederum die Ausscheidung von Kalzium über den Urin, ein Eiweißmangel ist andererseits aber auch schlecht für eine optimale Knochengesundheit. Auf das gesunde Mittelmaß kommt es also an!

Fette

In die Empfehlungen der DGE für den Fettverzehr spielen zwei wichtige Kriterien hinein: die Fettmenge und die Art des Fettes.

Da wir in der Regel zu viel Fett essen, wird in Bezug auf die Menge „wenig“ empfohlen, denn ein Zuviel des energiereichen Fettes begünstigt die Entstehung von Übergewicht. Insbesondere die gesättigten Fettsäuren werden für die Entstehung von Fettstoffwechselstörungen verantwortlich gemacht. Daher soll täglich nicht mehr als etwa 1 Gramm Fett pro Kilogramm Körpergewicht (Normalgewicht) aufgenommen werden. Das sind im Durchschnitt ca. 60 bis 80 Gramm Fett pro Tag, Streich-, Koch- und Bratfette, ebenso wie versteckte Fette, mit eingeschlossen. Versteckte Fette finden sich z. B. in Fleischerzeugnissen, Milchprodukten, Gebäck und Süßwaren.

Die Art der Fette spielt eine bedeutende Rolle, weil Fett nicht gleich Fett ist. Der Körper ist auf die Zufuhr essentieller Fettsäuren angewiesen, braucht Fett also in gewissen Mengen. Damit Sie mit essentiellen Fettsäuren gut versorgt sind, sollten Sie verstärkt auf pflanzliche Fette in Form von Ölen (Raps-, Soja- oder Olivenöl) zurückgreifen, um Ihren Fettbedarf zu decken.

Neben ihrer Funktion als Energielieferant sind Fette Träger der fettlöslichen Vitamine sowie von Geschmacks- und Aromastoffen. Letztere machen die Fette und daraus hergestellte Speisen zu beliebten Lebensmitteln.

Es gibt Hinweise darauf, dass Omega-3-Fettsäuren knochenabbauende Prozesse bremsen und die Knochenstabilität möglicherweise fördern.

In Olivenöl sind wertvolle essentielle Fettsäuren enthalten.

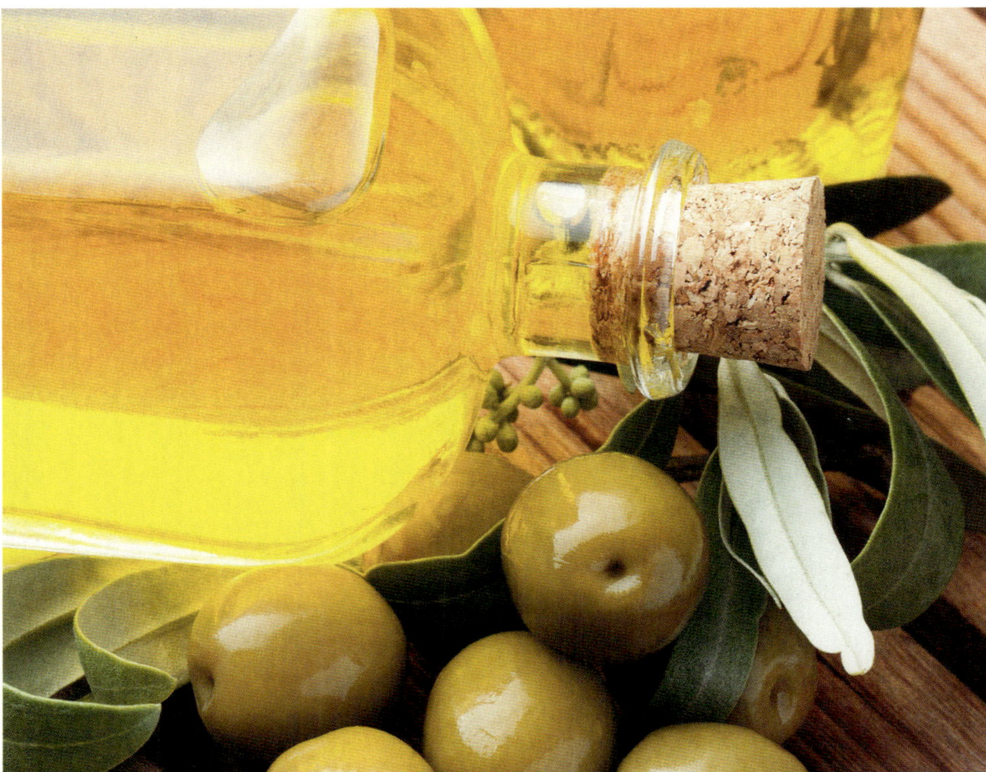

Diese Nährstoffe sind jetzt besonders wichtig

Wichtige Mineralstoffe

Kalzium

Von besonderer Bedeutung für den Knochen ist das Mineral Kalzium, denn es wird in den Knochen eingelagert und härtet ihn. Deshalb ist eine ausreichende Zufuhr über die Nahrung wichtig. In der Lebensmitte liegt der Bedarf bei 1000 Milligramm (mg) am Tag. Insbesondere in der Jugend, während einer Schwangerschaft und in der Stillzeit, aber auch im fortgeschrittenen Alter ist der Bedarf erhöht; es sollten täglich ca. 1500 mg aufgenommen werden.

Wenn es Ihnen irgend möglich ist, sollten Sie den täglichen Bedarf an Kalzium durch die Nahrung decken. Nur im Notfall sollten Sie Kalziumtabletten einnehmen, da durch die Zufuhr von Kalzium in Tablettenform das Gleichgewicht zwischen Kalzium und Phosphat, einem anderen wichtigen Baustein der Knochen, gestört werden kann. Kalziumhaltige Nahrungsergänzungsmittel können dem Knochen unter Umständen mehr schaden als nützen. Der Spruch „Viel hilft viel" gilt für Kalzium nicht, wie erst seit Kurzem klar ist. Daher sollte die Gesamttagesdosis 1500 mg am Tag nicht überschreiten. Sonst kann beispielsweise das Herz Schaden nehmen.

> **!**
> Empfohlene Tagesdosis: mindestens 1000 mg.

Reichlich Kalzium ist in Milch, Käse und anderen Milchprodukten enthalten. Fettarme Milchprodukte und Käse enthalten übrigens mehr Kalzium als fettreiche Lebensmittel: In 100 Gramm der Käsesorten Harzer Käse, Hüttenkäse und Kochkäse stecken 220 Milligramm!

Verschiedene Gemüse wie Brokkoli, Grünkohl und Spinat sowie Nüsse enthalten ebenfalls relativ viel Kalzium, wobei Nüsse

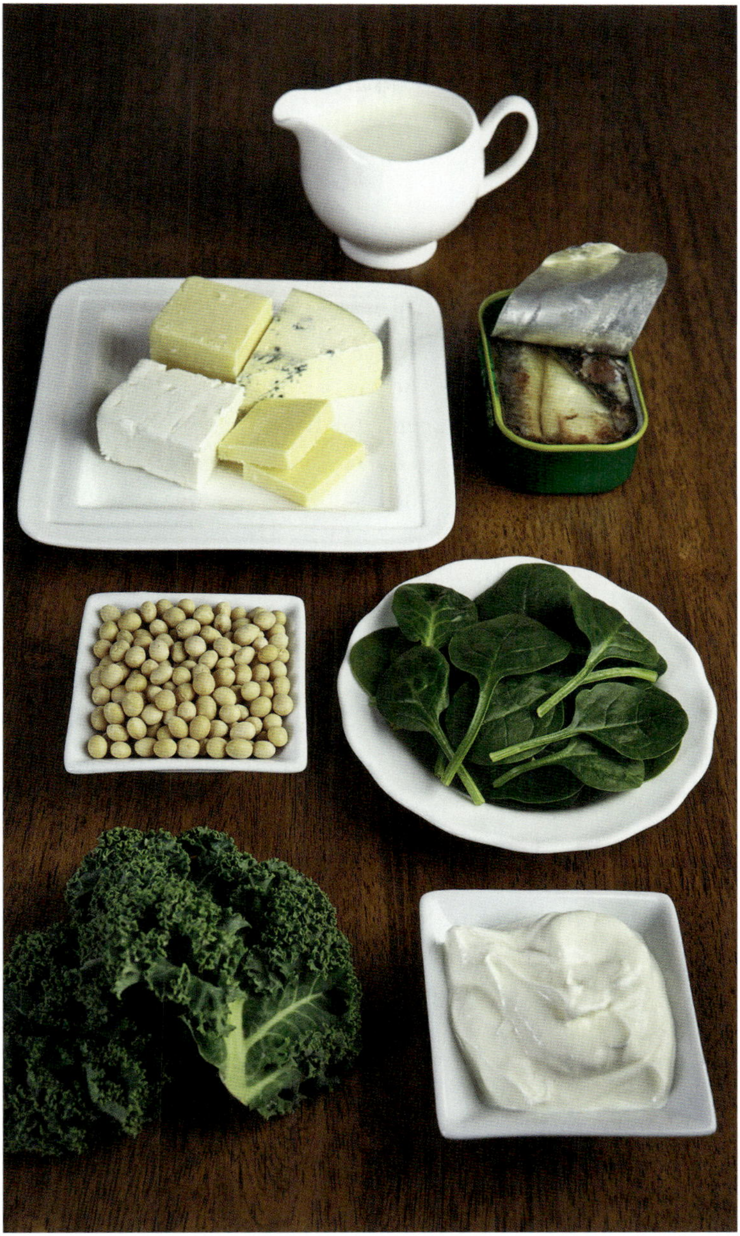

Zu den kalziumreichen Lebensmitteln zählen neben Milchprodukten auch Gemüsesorten wie Brokkoli, Grünkohl und Spinat.

aufgrund ihres Fettgehalts nicht uneingeschränkt zu empfehlen sind. Das Kalzium aus tierischen Nahrungsmitteln wie Milch ist besser verfügbar als das aus pflanzlichen Nahrungsmitteln, das heißt, der Körper kann es besser verwerten.

Getreideerzeugnisse und Obst sind kalziumarm, durch ihren Ballaststoff- und Vitamingehalt jedoch wertvoll. Fleisch enthält ebenfalls wenig Kalzium, sodass seine Bedeutung als Eiweißlieferant im Vergleich mit den kalziumreichen Milchprodukten in den Hintergrund tritt und eine Osteoporose-Diät deshalb oft vegetarisch ist.

!

Quark ist keine ideale Kalziumquelle.

Kalziumgehalt verschiedener Lebensmittel im Vergleich

LEBENSMITTEL	mg/100 g	KALORIEN/100 g
Milchprodukte		
Emmentaler (45 % Fett i. Tr.)	1020	401
Hartkäse (30 % Fett i. Tr.)	800	266
Camembert (30 % Fett i. Tr.)	600	228
Magerkäse (10 % Fett i. Tr.)	125	138
Joghurt (Vollmilch)	120	71
Vollmilch	120	67
Magerquark	92	78
Butter	13	775
Margarine	–	746
Backwaren		
Weißbrot	58	247
Knäckebrot	55	312
Roggenvollkornbrot	43	190
Brötchen	27	263

LEBENSMITTEL	mg/100 g	KALORIEN/100 g
Obst		
Apfelsine	42	44
Mandarine	33	46
Erdbeere	26	32
Grapefruit	18	41
Weintraube	18	70
Kirsche	17	58
Pflaume	14	52
Birne	10	45
Apfel	7	53
Pfirsich	7	39
Getränke		
Orangensaft	11	48
Bier	4	44
Cola	4	44
Gemüse		
Grünkohl	177	35
Spinat	126	14
Brokkoli	112	20
Kohlrabi	68	25
Sauerkraut	48	16
Möhren	41	26
Kopfsalat	37	10
Blumenkohl	20	23
Tomaten	14	17
Kartoffeln	10	70

LEBENSMITTEL	mg/100 g	KALORIEN/100 g
Fleisch		
Leberwurst	41	446
Salami	35	550
Schinken (gekocht)	15	216
Fleischwurst	14	316
Kalbfleisch	13	101
Rindfleisch	13	160
Schinken (roh)	10	396
Schweinefleisch	9	303
Hackfleisch	3	111
Geflügel		
Gans	12	364
Hähnchen	12	144
Ente	11	243
Fisch		
Karpfen	52	125
Thunfisch	40	242
Rotbarschfilet	22	114
Lachs	13	217
Sonstiges		
Haselnüsse	226	678
Schokolade	214	550
Ei (pro 100 g)	56	167
Pommes frites	20	267
Reis	3	90

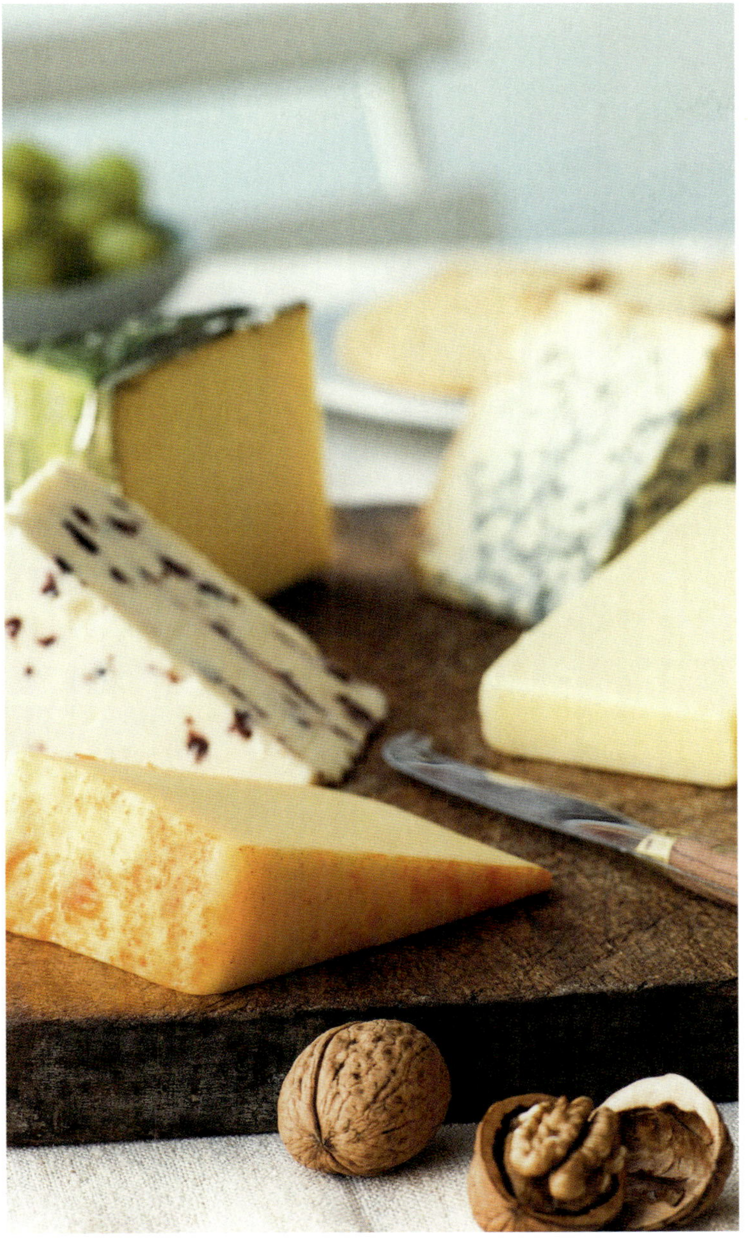

Der Kalziumgehalt von Käse ist je nach Sorte unterschiedlich hoch.

Magnesium

!

Empfohlene Tagesdosis: 300–500 mg pro Tag.

Osteoporose-Patienten haben weniger Magnesium im Knochen als Frauen, die nicht an Osteoporose leiden. Bei Magnesium-Mangel nimmt die Konzentration von Vitamin D ab. Vitamin D wiederum wird für die Verwertung von Kalzium benötigt. Tatsächlich führt ein Magnesium-Mangel zu einem niedrigeren Wert von Vitamin D, wie er typischerweise in Osteoporose-Patienten gefunden wird.

Magnesium kommt in unpoliertem Reis, Hülsenfrüchten, grünen Gemüsen, Früchten, Nüssen und Vollkorngetreide vor.

Magnesiumreiche Lebensmittel

LEBENSMITTEL	mg/100 g
Weizenkleie	550
Kürbiskerne	535
Sonnenblumenkerne	420
Weizenkeime	308
Schokolade	290
Cashewnüsse	270
Banane	180
Erdnüsse	163
Reis (unpoliert)	157
Weizenvollkornmehl	140
Haferflocken	139
Walnüsse	135
Spinat	58
Kohlrabi	43

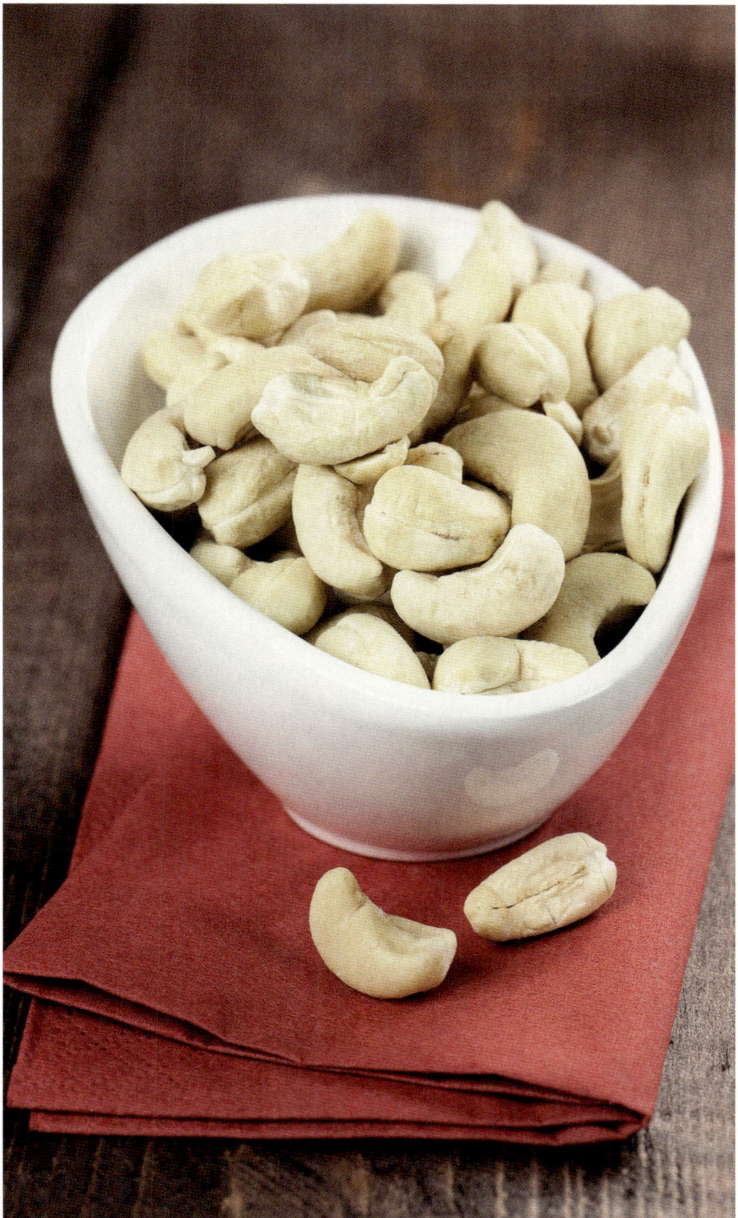

Cashewkerne enthalten reichlich Magnesium.

Phosphor

!

Empfohlene Tagesdosis: 700 mg.

Der Mineralstoff Phosphor ist im Körper in erster Linie im Knochengewebe eingelagert. Dort verbindet sich das Phosphor mit dem Kalzium und sorgt für harte und widerstandsfähige Knochen. Unser Körper produziert kein eigenes Phosphor, eine Ernährung mit phosphorhaltigen Lebensmitteln spielt also, wie bei den anderen Mineralstoffen auch, bei der Behandlung von Osteoporose eine wichtige Rolle.

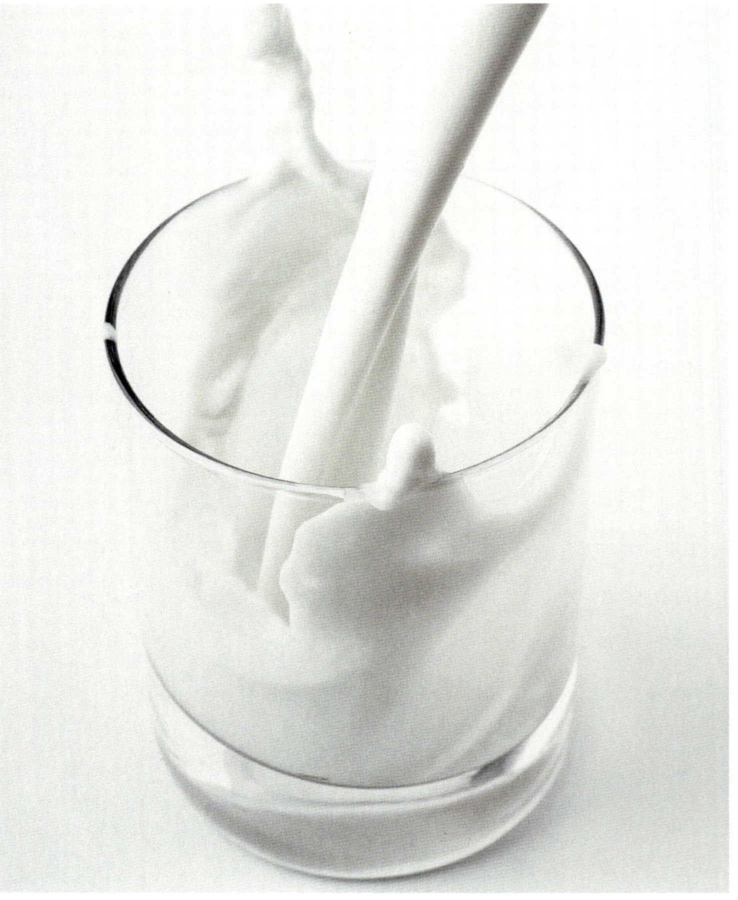

Gute Phosphorquellen sind Milch und Milchprodukte.

Wichtig zu wissen ist, dass der Bedarf an Phosphor mit der Kalziumaufnahme in Verbindung steht. Das Verhältnis Kalzium zu Phosphor sollte zwischen 1:1 bis 1:1,2 liegen. Bei einer ausgewogenen Ernährung sind sowohl Mangelerscheinungen als auch Überdosierungen selten. Allerdings gibt es bestimmte Umstände, die einen Phosphormangel begünstigen, zum Beispiel ein Vitamin-D-Mangel.

Auch eine Überdosierung ist möglich und wird meist verursacht durch zu viel Colagetränke, zu viel Wurstwaren und Fertiglebensmittel. Dadurch kann es zu einer schlechteren Aufnahme von Magnesium und Kalzium kommen.

Gute Quellen sind in erster Linie Milch und Milchprodukte. Auch Fisch und Fleisch, Getreide, Hülsenfrüchte, Trockenfrüchte, Nüsse sowie kakaohaltige Lebensmittel und Getränke sind gute Phosphor-Lieferanten.

Phosphorreiche Lebensmittel

LEBENSMITTEL	mg/100 g
Weizenkleie	1240
Schmelzkäse (45 % Fett i. Tr.)	944
Parmesan	840
Milchpulver	720
Nüsse	674
Kakaopulver	656
Emmentaler (45 % Fett i. Tr.)	636
Mandeln	454
Haferflocken	391
Heilbutt	300
Schokolade	242
Rinderbrust	173

Wichtige Vitamine

Vitamin D

!

Empfohlene Tagesdosis: 20 µg.

Der Einbau des Kalziums in den Knochen unterliegt der Kontrolle spezieller Knochenhormone, zu denen auch das Vitamin D gezählt wird. Selbst eine gute Kalziumversorgung nutzt dem Knochen nicht viel, wenn dieses Vitamin fehlt. Leider zeigen etwa 60 Prozent aller älteren Menschen einen mehr oder weniger ausgeprägten Vitamin-D-Mangel. Neben Störungen im Knochenstoffwechsel kann dies auch zu Muskelschwäche und damit einem erhöhten Sturzrisiko führen.

Vitamin D wird in der Haut mithilfe der Sonne aus Cholesterin hergestellt. Eine weitere Umwandlung erfolgt dann in der Leber, um schließlich in der Niere in seine aktive Form gebracht zu werden. In den Wintermonaten tritt bei uns häufig ein Vitamin-D-Mangel auf, der über die Nahrung ausgeglichen werden sollte.

Fetthaltige Seefische wie Hering enthalten viel Vitamin D.

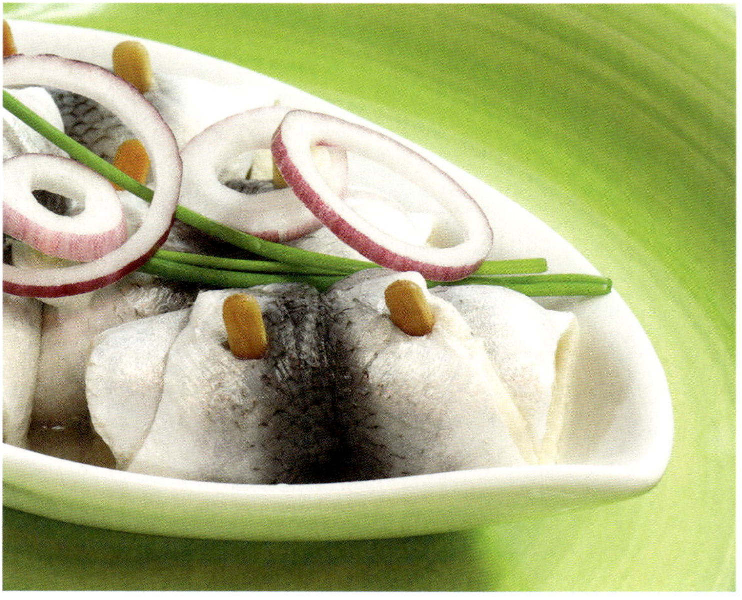

Bei den Vitamin-D-reichen Lebensmitteln ganz vorn liegen fetthaltige Seefische wie Aal, Hering, Lachs oder Thunfisch. Auch Kalbsfleisch und Eier enthalten Vitamin D. Pflanzliche Lebensmittel dagegen gibt es nur wenige: Morcheln, Steinpilze, Champignons, Pfifferlinge und Avocados gehören dazu.

Vitamin-D-reiche Lebensmittel

LEBENSMITTEL	µg/100 g
Lebertran	210
Hering	31
Lachs	16
Aal	13
Sardinen	10
Makrele	8
Eigelb	5
Steinpilze	3
Champignons	2

Vitamin C

Vitamin C spielt eine wichtige Rolle bei der Bildung von Knochenkollagen (siehe Seite 10). Insbesondere bei Rauchern scheint Vitamin C zusammen mit Vitamin E auch vor Knochenabbau, bedingt durch freie Radikale, zu schützen und damit das bei Rauchern erhöhte Risiko für Knochenbrüche zu vermindern. Darüber hinaus fördern Vitamin C und Fruchtsäuren die Kalzium-Aufnahme im Darm. Daher ist es sinnvoll, zu den Mahlzeiten z. B. ein Glas schwarzen Johannisbeersaft zu trinken, der viel Vitamin C und Fruchtsäure enthält.

!

Empfohlene Tagesdosis: 100 mg.

Vitamin-C-reiche Lebensmittel

LEBENSMITTEL	mg/100 g
Hagebutte	1250
Sanddornbeere	450
Guave	273
Schwarze Johannisbeere	177
Paprika	120
Brokkoli	115
Rosenkohl	112
Grünkohl	105
Erdbeere	57
Orange	45

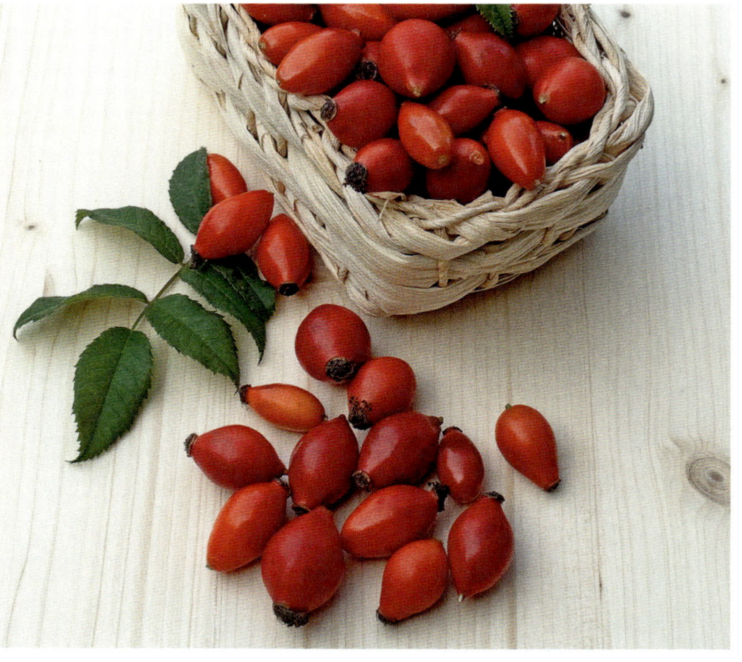

Hagebutten kann man als Tee oder Marmelade zu sich nehmen.

Vitamin K

Vitamin K ist eigentlich eine ganze Gruppe von fettlöslichen Vitaminen, die für eine funktionierende Blutgerinnung und auch für starke Knochen und gesunde Arterien lebensnotwendig sind. Vitamin K aktiviert Proteine in unterschiedlichsten Organen. Diese Proteine helfen, Blut zu gerinnen, Kalzium in den Knochen zu binden und die Arterien von Kalziumablagerungen zu reinigen. Ein Mangel an Vitamin K wird deshalb mit einem erhöhten Risiko für Arteriosklerose und Osteoporose in Zusammenhang gebracht.

Vitamin K ist vor allem in Gemüse enthalten. Ein Mangel an Vitamin K kommt daher besonders bei Personen, die wenig Gemüse essen, vor.

Vitamin K ist vor allem enthalten in Brunnen- oder Gartenkresse, Sauerkraut, grünen Gemüsen wie Spinat oder Rosenkohl und Innereien.

!

Empfohlene Tagesdosis: 70 µg.

Vitamin-K-reiche Lebensmittel

LEBENSMITTEL	µg/100 g
Petersilienblatt	620
Kresse	600
Grünkohl	500
Mangold	400
Spinat	350
Zwiebeln	310
Grünkohl	220
Brokkoli	129
Vollkorn-Haferflocken	63
Sauerkraut	62
Schweineleber	56

!

Empfohlene Tagesdosis: 400–600 µg.

Folsäure

Aktuelle Studien zeigen, dass es bei Hyperhomocysteinämie – also einem erhöhten Homocysteinspiegel im Blut – häufig zu Osteoporose kommt. Zur Senkung des Homocysteinspiegels ist es erforderlich, Folsäure sowie die B-Vitamine 6 und 12 einzunehmen.

Folsäurereich sind Innereien und grüne Blattgemüse, letztere können leicht in größeren Mengen verzehrt werden. Zu beachten ist, dass Folsäure und andere B-Vitamine sehr empfindlich gegenüber Wasser, Hitze und Sauerstoff sind.

Folsäurereiche Lebensmittel

LEBENSMITTEL	µg/100 g
Hühnerleber	391
Meeresalge	180
Rinderniere	177
Erdnuss	126
Fenchel	100
Mandeln	96
Chinakohl	83
Spinat	78
Walnuss	77
Blumenkohl	55
Romanosalat	55
Endivien	49
Brokkoli	48
Blattspinat	48
Kopfsalat	37
Rosenkohl	37
Lauch	31

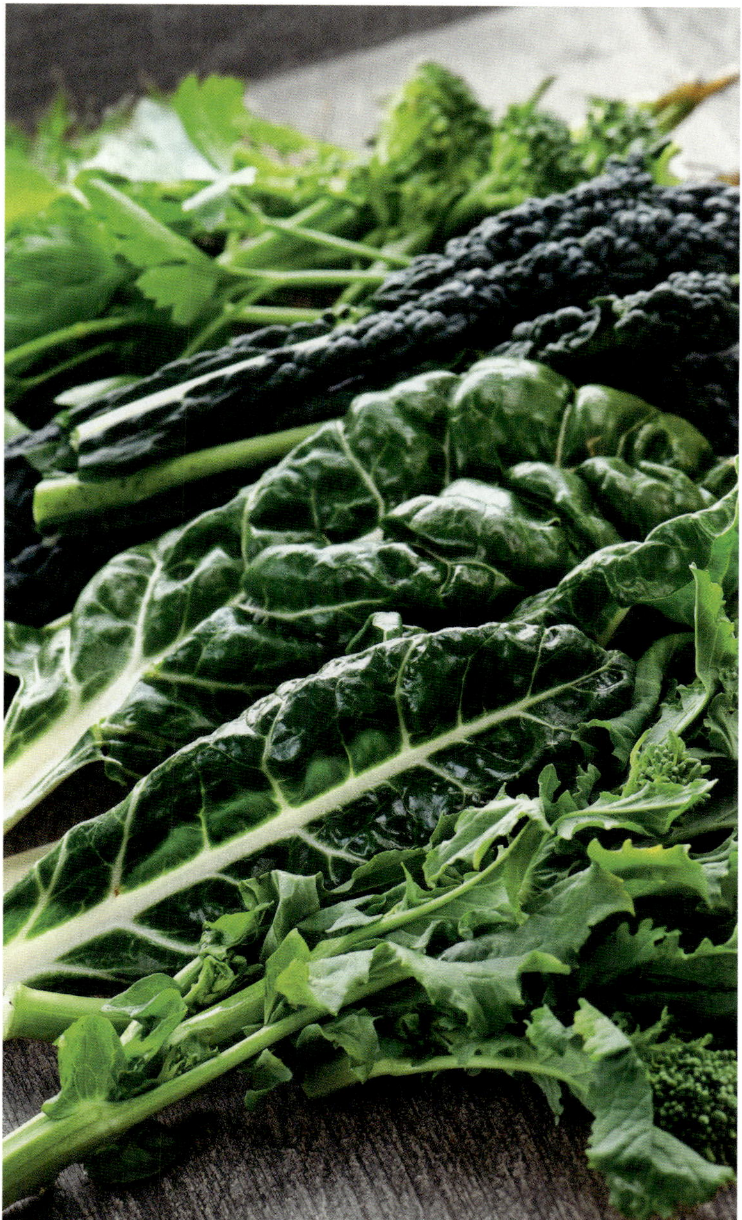

Grüne Blattgemüse enthalten reichlich Folsäure.

Wichtige Spurenelemente

Zink

!

Empfohlene Tagesdosis: 15 mg pro Tag.

Zink ist wichtig für die normale Knochenbildung, es verbessert die Wirkung von Vitamin D und die Kalziumaufnahme. Auch hier besteht oft ein Mangel, zum Beispiel durch unsere Weißmehlherstellung.

Zink-Quellen sind z. B. Leber und Rindfleisch, Hülsenfrüchte, Nüsse, Fleisch, Vollkornprodukte, Weizenkeime und Haferflocken.

Zinkreiche Lebensmittel

LEBENSMITTEL	mg/100 g
Leber	6–7
Austern	7
Linsen	5
Weizenvollkorn	4
Fleisch (Kalb, Rind)	3
Weizenkleie	3
Mais	2,5
Haferflocken	2
Weizenvollkornbrot	2

Kupfer

!

Empfohlene Tagesdosis: 1–1,5 mg.

Das Spurenelement Kupfer hemmt den Knochenabbau und erniedrigt den Knochenumsatz. Es ist gemeinsam mit Vitamin C ein Hilfsstoff bei der Kollagensynthese (siehe Seite 10) – ein Mangel führt zu einer erhöhten Knochenbrüchigkeit.

Gute Quellen für Kupfer sind Leber, Fleisch, Fisch, brauner Reis, Nüsse, Vollkornprodukte und Gemüse.

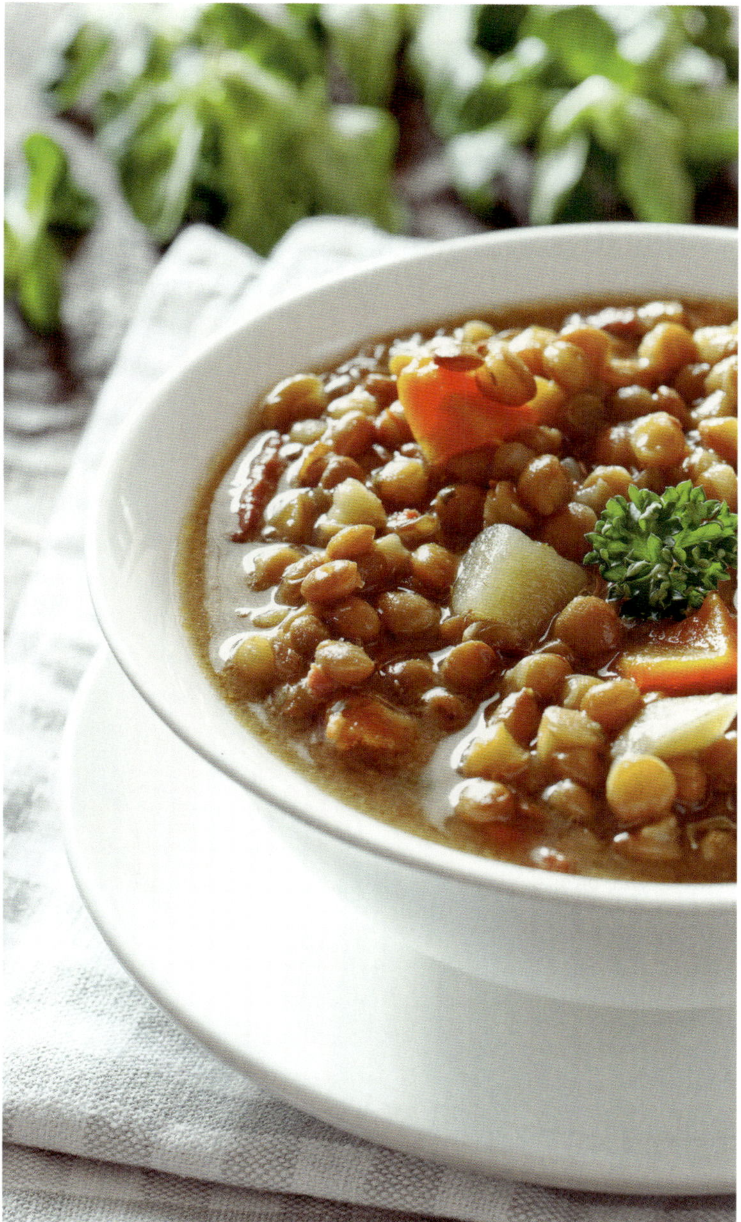

Linsen lassen sich vielfältig zubereiten.

Kupferreiche Lebensmittel

LEBENSMITTEL	mg/100 g
Leber (Schwein, Rind, Kalb)	3,5–5,5
Sonnenblumenkerne	2,8
Austern	2,5
Haselnüsse, Walnüsse, Mandeln	0,8–1,2
Emmentaler, Edamer	0,8–1,2
Linsen, Erbsen, rote Bohnen	0,7-0,8
Meeresfische	0,2

Phytoöstrogene für die Knochen

Phytoöstrogene sind sekundäre Pflanzenstoffe, die im menschlichen Körper eine hormonähnliche Wirkung ausüben. Unter den Phytoöstrogenen sind drei große Gruppen hervorzuheben: Isoflavone, Lignane und Coumestane. Alle drei zeichnen sich durch östrogene Aktivität aus, haben im weiblichen Körper also eine ähnliche Wirkungsweise wie das Sexualhormon Östradiol. Ihre Wirkung ist jedoch viel schwächer.

Bei wechseljahresbedingten Beschwerden sind in erster Linie die Isoflavone nützlich. Sie sollen Osteoporose, Arteriosklerose, Herzinfarkt und Schlagfall vorbeugen. Darüber hinaus kann das Brustkrebsrisiko gesenkt werden.

Zur Vorbeugung von Osteoporose mit Phytoöstrogenen sind zwar vielversprechende Ansätze bekannt, jedoch sind die Ergebnisse noch nicht belegt. In einigen Studien konnte gezeigt werden, dass die Zugabe von hoch dosierten synthetischen Isoflavonen eine positive Wirkung auf die Knochendichte aufweist. Die Größe der Studie reicht aber noch nicht aus, um diesen Effekt als wissenschaftlich bestätigt anzusehen.

Knochenräuber kennen und vermeiden

Einige Nahrungs- und Genussmittel wirken dem Knochenaufbau entgegen. Diese sollten Sie kennen und konsequent meiden.

Kochsalz

Ein hoher Konsum von Koch- oder Speisesalz führt zu einer verstärkten Ausscheidung von Kalzium im Urin und zu einem erhöhten Knochenabbau. Daher ist es sinnvoll, den Salzverbrauch einzuschränken und verstärkt mit Kräutern zu würzen.

Wenn Salz, dann jodiertes Speisesalz verwenden.

Dabei sollte die Kochsalzaufnahme fünf bis sechs Gramm pro Tag nicht übersteigen. Salzreiche Lebensmittel wie gepökelte, geräucherte Fleischerzeugnisse, gesalzene Nüsse oder Salzgebäck sollten Sie von Ihrem Einkaufszettel streichen.

Koffein

Koffein aus Kaffee, schwarzem oder grünem Tee und Cola-Getränken führt zu einer erhöhten Kalzium-Ausscheidung über die Niere und zu einer geringeren Kalzium-Aufnahme im Darm. Daher sollten Sie einen übermäßigen Koffeinkonsum von mehr als vier Tassen pro Tag zugunsten einer vermehrten Zufuhr von Milch oder kalziumreichem Mineralwasser einschränken.

Alkohol

Hoher Alkoholkonsum erhöht das Risiko für Knochenbrüche, unter anderem durch eine verringerte Kalzium-Aufnahme im Darm, einen gestörten Vitamin-D-Stoffwechsel der Leber, eine Schädigung der knochenaufbauenden Zellen und eine erhöhte Sturzneigung. Das gelegentliche Gläschen Wein ist unbedenklich, auf regelmäßigen Alkoholkonsum sollten Sie allerdings verzichten.

Rauchen

Dass Rauchen Krebs verursacht, dürfte allgemein bekannt sein. Rauchen hemmt außerdem den Knochenaufbau und erhöht den Knochenabbau. Dadurch erhöht es das Risiko für Oberschenkelbrüche um das 1,5- bis 2-fache und sollte daher aufgegeben werden.

Phosphat

Phosphat ist ein wichtiger Knochenbaustoff. Allerdings liegt die Phosphat-Zufuhr mit der Nahrung oftmals weit über dem empfohlenen Maß.

Eine übermäßige Phosphat-Zufuhr behindert die gleichzeitige Aufnahme von Kalzium aus dem Darm und fördert den Knochenabbau. Sehr phosphatreiche Nahrungsmittel (z. B. Schmelzkäse, Fleisch, Fertiggerichte und Wurstwaren mit Phosphatzusätzen, den sogenannten Emulgatoren und Stabilisatoren, Hülsenfrüchte, Cola-Getränke) sollten daher nicht zu oft bzw. nicht in großen Mengen konsumiert werden. Vor allem sollten Sie kalziumreiche Nahrungsmittel nicht durch phosphorreiche Nahrungsmittel ersetzen, z. B. Käse durch Wurst, Milch durch Cola.

!

Das ideale Verhältnis zwischen Kalzium- und Phosphatzufuhr beträgt 1 : 1.

Oxalsäure

Oxalsäure behindert die Kalziumaufnahme, indem es mit Kalzium eine unlösliche Verbindung eingeht. Osteoporose-Patienten sollten daher oxalsäurehaltige Lebensmittel nicht zusammen mit kalziumreicher Nahrung essen.

Oxalsäure kommt nur in relativ wenigen Lebensmitteln reichlich vor, so dass es kein Problem ist, eine oxalsäurearme Ernährungsweise einzuhalten. Reich an Oxalsäure sind Rhabarber, Sternfrüchte, Sauerklee, Sauerampfer, Mangold, Spinat, Petersilie, Kakao und Schokolade sowie Rote Rüben. In kleinen Mengen ist der Genuss aber unproblematisch!

!

Oxalsäure können Sie recht einfach meiden.

Oxalsäurereiche Lebensmittel

LEBENSMITTEL	mg/100 g
Rote Rüben	181
Bambussprossen	252
Spinat	442
Rhabarber (Stiele)	460
Kakaopulver	470
Mangold	650
Sauerampfer	836–1770

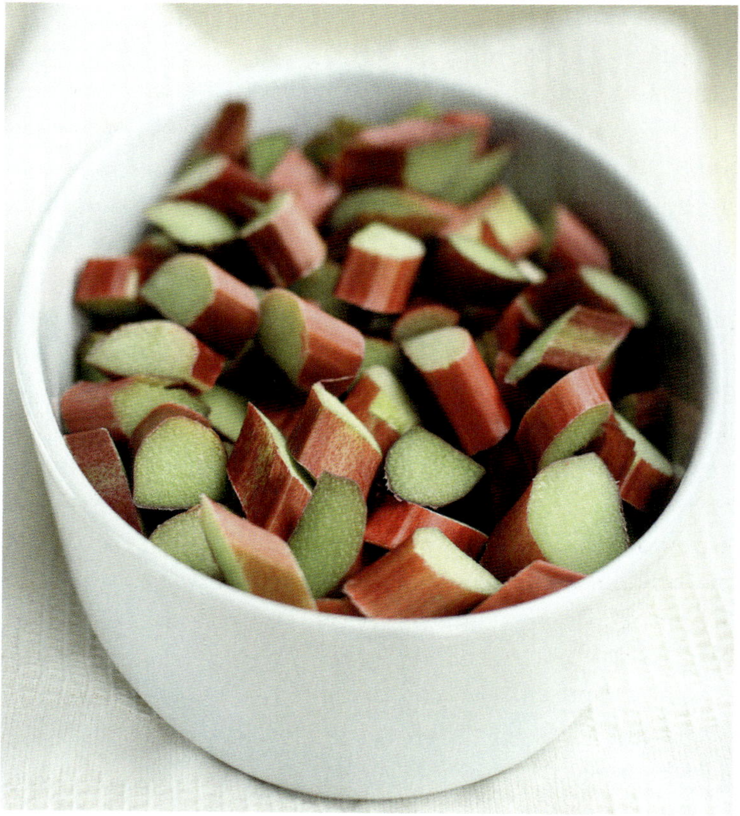

Einige Lebensmittel, wie z. B. Rhabarber, enthalten Oxalsäure, die die Kalziumaufnahme behindern.

Eiweiß

Eiweiß, vor allem tierischer Herkunft (z. B. Fleisch, Wurst) fördert in größeren Mengen die Kalziumausscheidung über die Nieren. Darüber hinaus kommt es durch die typisch westliche Ernährung mit zu viel Fleisch und zu wenig Obst und Gemüse zu einem Ungleichgewicht im Säure-Basen-Haushalt. Die dadurch bedingte Übersäuerung des Körpers führt zu einem verstärkten Knochenabbau. Eiweiß ist wichtig und lebensnotwendig für unseren Körper. Sie sollten jedoch darauf achten, dass Sie die empfohlene Tagesmenge nicht überschreiten (dazu mehr auf Seite 32).

10 Tipps gegen Knochenverlust

Mit Hilfe der folgenden Tipps erreichen Sie einen ausgeglichenen Kalziumhaushalt, decken den Bedarf an weiteren wichtigen Nährstoffen zuverlässig ab und wirken einem Knochenschwund entgegen.

1 Essen Sie vielseitig. Bevorzugen Sie natürliche, wenig verarbeitete Produkte. Meiden Sie Nahrungsmittel, die einen hohen Gehalt an Fett oder raffiniertem Zucker haben. Dadurch erreichen Sie einen im Verhältnis zu den zugeführten Kalorien hohen Gehalt an Nährstoffen – und eine hohe Nährstoffdichte vermindert das Risiko von Mangelerscheinungen.

2 Milchprodukte sind besonders kalziumreich. Gleichzeitig liefern sie dem Körper Vitamin D, das unser Körper für die Aufnahme von Kalzium benötigt. Wenn Sie keine Milch vertragen, gibt es genügend Ausweichmöglichkeiten. Parmesan und andere Hartkäse sind übrigens die Spitzenreiter beim Kalziumgehalt.

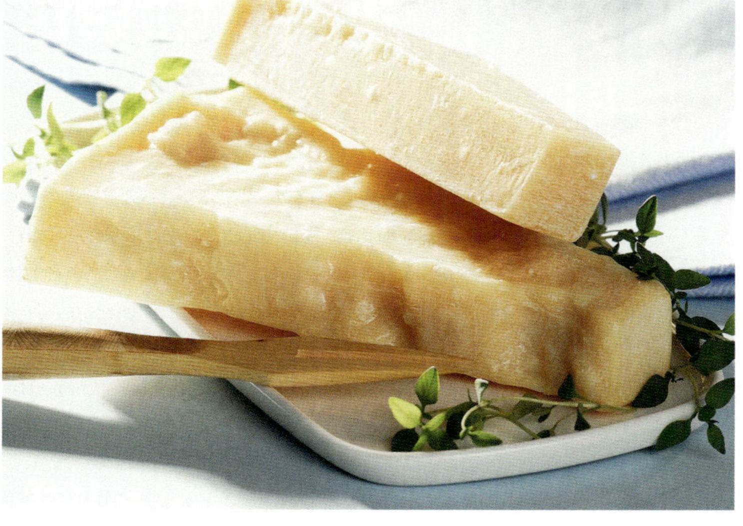

Parmesan und andere Hartkäse sind Spitzenreiter beim Kalziumgehalt.

3 Planen Sie zweimal wöchentlich eine Fischmahlzeit ein. Wegen des hohen Vitamin-D-Gehaltes sind besonders die fettreichen Sorten wie Lachs oder Makrele zu empfehlen. Diese enthalten außerdem reichlich Omega-3-Fettsäuren.

4 Essen Sie viel Gemüse. Besonders geeignet sind Brokkoli, Blumenkohl, Rosenkohl, Kresse und Grünkohl, da über die Hälfte des darin enthaltenen Kalziums auch tatsächlich von unserem Körper aufgenommen wird. Daneben liefern sie weitere Mineralstoffe und Vitamine, die der Osteoporose vorbeugen.

5 Als Zwischenmahlzeit eignen sich Nüsse, die ebenfalls einen recht hohen Kalziumgehalt haben.

6 Hülsenfrüchte, Samen und die daraus gewonnen Produkte wie Tofu sind nicht nur wegen ihres Kalziumgehaltes zu empfehlen. Sie enthalten auch wertvolles Eiweiß, Vitamine und andere Mineralstoffe.

7 Versuchen Sie den Konsum an phosphorhaltigen Getränken, insbesondere Cola, in Grenzen zu halten. Mineralwasser mit einem hohen Sulfatgehalt vermindert die Verfügbarkeit von Kalzium ebenfalls.

8 Größere Mengen Alkohol erhöhen den Kalziumverlust und liefern viele nährstofflose Kalorien. Insbesondere Wein enthält zudem zahlreiche phenolische Verbindungen, die die Kalziumaufnahme zusätzlich vermindern. Hier ist Zurückhaltung angesagt!

9 Nikotin vermindert die Durchblutung, Kalzium und andere Nährstoffe gelangen deshalb nur in geringeren Mengen zum Knochen. Deshalb steigert Rauchen das Osteoporose-Risiko deutlich.

10 Gehen Sie mäßig aber regelmäßig an die Sonne. Das hebt nicht nur die Laune, sondern kurbelt auch die Vitamin-D-Produktion an. Am besten verbinden Sie dies mit einem Spaziergang an der frischen Luft. Wenn gesundheitlich nichts dagegen spricht, können Sie auch eine längere Wanderung machen. Dies hält Ihre Knochen zusätzlich auf Trab, verstärkt den Knochen um- und somit auch den Kalziumeinbau.

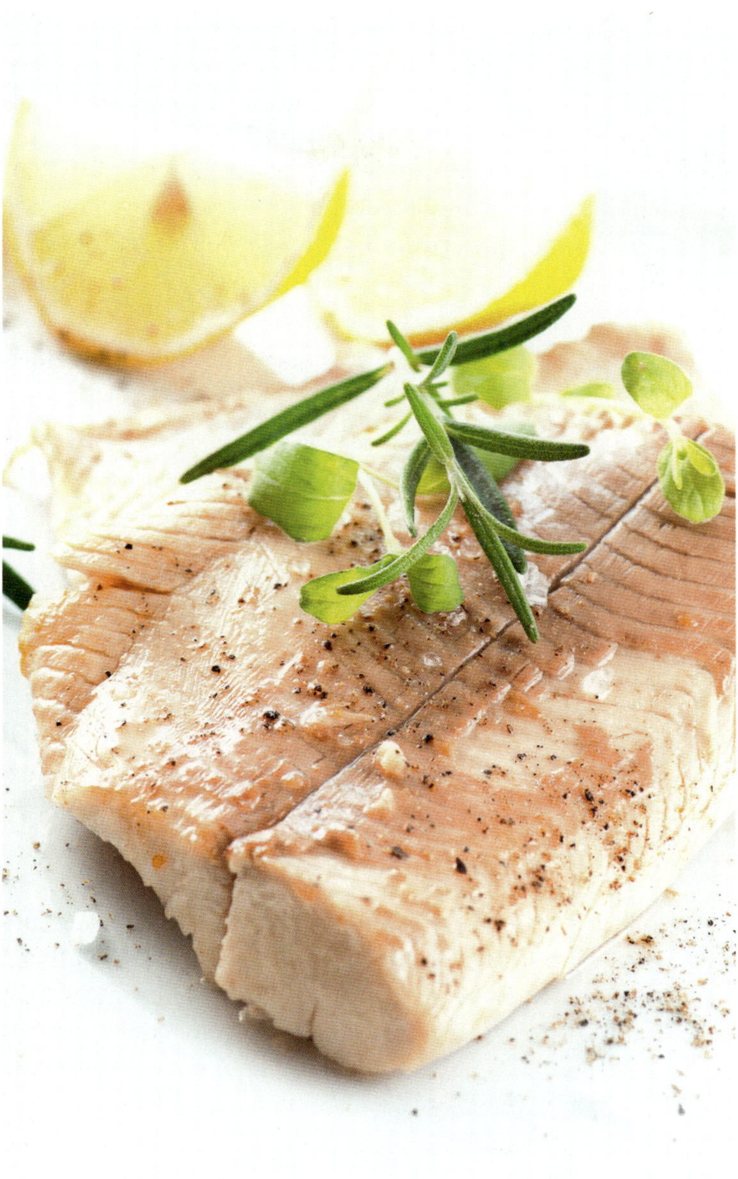

Planen Sie zweimal wöchentlich eine Fischmahlzeit ein.

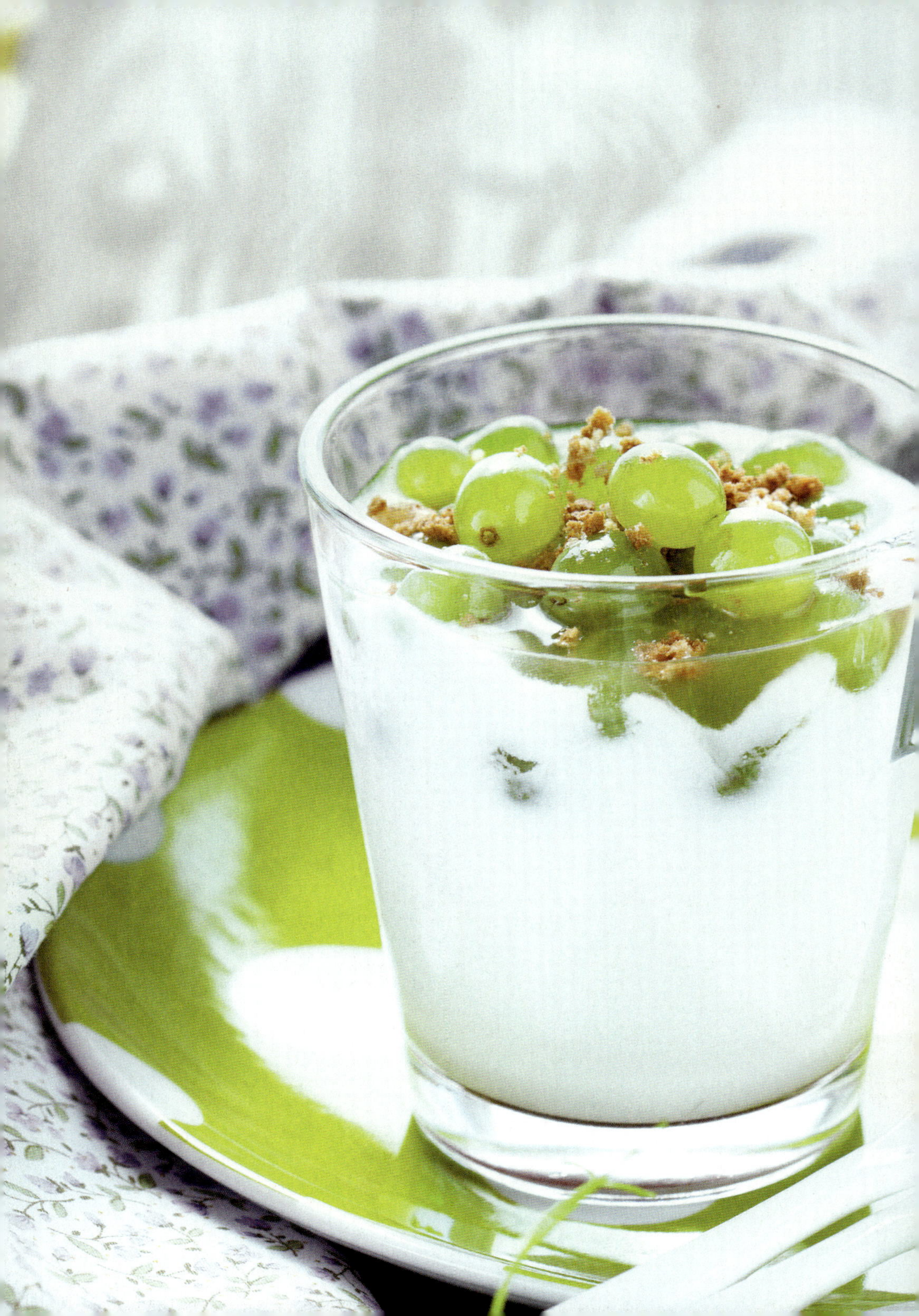

LECKERE REZEPTE GEGEN OSTEOPOROSE

Abkürzungen:

EL	= Esslöffel
F. i.Tr.	= Fettgehalt in der Trockenmasse
g	= Gramm
geh.	= gehäuft
gem.	= gemahlen
getr.	= getrocknet
ger.	= gerieben
kcal	= Kilokalorien
kJ	= Kilojoule (4,18 Kilojoule = 1 Kilokalorie)
mg	= Milligramm
ml	= Milliliter
Msp.	= Messerspitze
Pck.	= Päckchen
TL	= Teelöffel

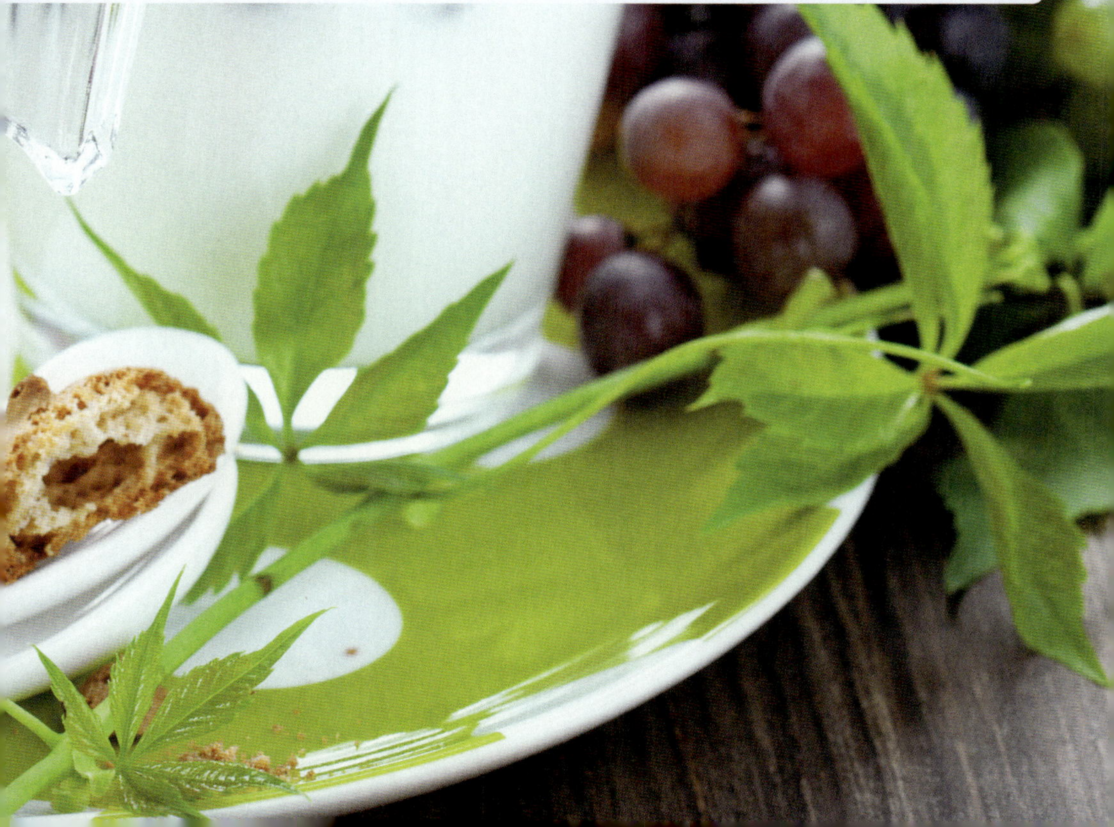

FRÜHSTÜCKE

Fruchtiges Käsefrühstück

Mit Roggenbrötchen: Gesund und vitaminreich

Zubereitungszeit: 10 Minuten

Eine Portion enthält:

520 kcal/2175 kJ	177 mg Kalzium
14 g Eiweiß	233 mg Phosphat
14 g Fett	0,1 µg Vitamin D
83 g Kohlenhydrate	

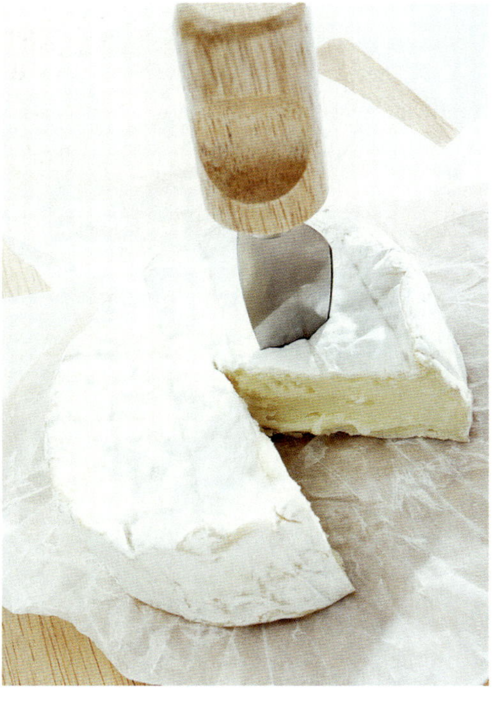

Zutaten für 2 Portionen

2 Scheiben Mehrkornbrot
2 kleine Roggenbrötchen
2 TL Butter
2 Portionen Brie, 50 % F.i.Tr. (60 g)
2 EL schwarze Johannisbeermarmelade
300 g frische Weintrauben

Zubereitung

1 Die Brotscheiben mit der Butter bestreichen. Den Brie in dünne Scheiben schneiden und zwei Scheiben damit belegen. Die Marmelade auf die restlichen Brotscheiben streichen.

2 Die Trauben waschen und zu den Käsebroten servieren.

TIPPS & HINWEISE

Getoastetes Mehrkornbrot schmeckt besonders aromatisch.

Griechischer Brotaufstrich

Mit Schafskäse für viel Kalzium

Zubereitungszeit: 10 Minuten

Eine Portion enthält:

143 kcal/599 kJ	216 mg Kalzium
14 g Eiweiß	213 mg Phosphat
9 g Fett	0,2 µg Vitamin D
3 g Kohlenhydrate	

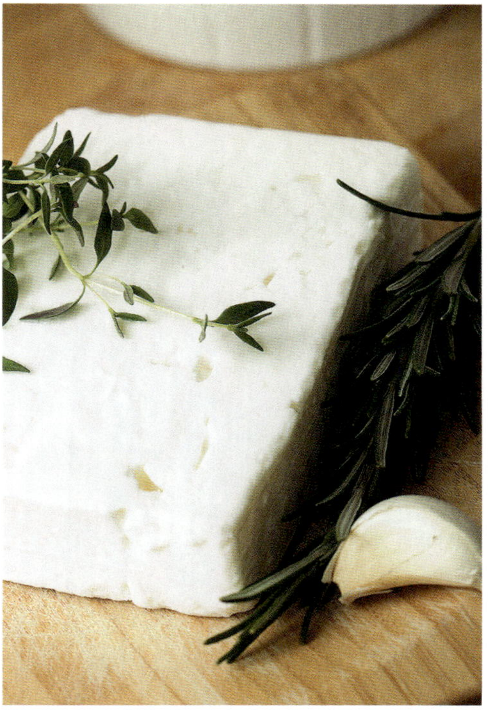

Zutaten für 2 Portionen

4 geh. EL Hüttenkäse
2 EL Naturjoghurt, 1,5 % Fett
1 Stück Schafskäse (60 g)
1 kleine Knoblauchzehe
Pfeffer
1 Handvoll frischer Basilikum oder Thymian

Zubereitung

1 Den Hüttenkäse mit dem Joghurt in eine kleine Schüssel geben, den Schafkäse hinein bröckeln und alles miteinander verrühren.

2 Knoblauchzehe schälen und fein hacken, Kräuter waschen und ebenfalls fein hacken. Zusammen mit dem Pfeffer mit dem Hüttenkäse vermengen.

TIPPS & HINWEISE

Schafskäse ist ein besonders guter Kalziumlieferant. Der Gehalt an Kalzium ist beim Schafskäse noch höher als bei Käse aus Kuhmilch. Außerdem unterstützt er die Blutgerinnung, das Nervensystem und die Stärkung der Knochen. Mit der Härte des Schafskäses steigt auch der Gehalt des Kalziums. So enthält Feta 500 Milligramm Kalzium, während Hartkäse bis zu 1000 Milligramm aufweist.

Birnen-Käse-Toast

Mit Gouda für viel Kalzium

Zubereitungszeit: 10 Minuten

Eine Portion enthält:

370 kcal/1545 kJ	278 mg Kalzium
13 g Eiweiß	296 mg Phosphat
15 g Fett	0,4 µg Vitamin D
45 g Kohlenhydrate	

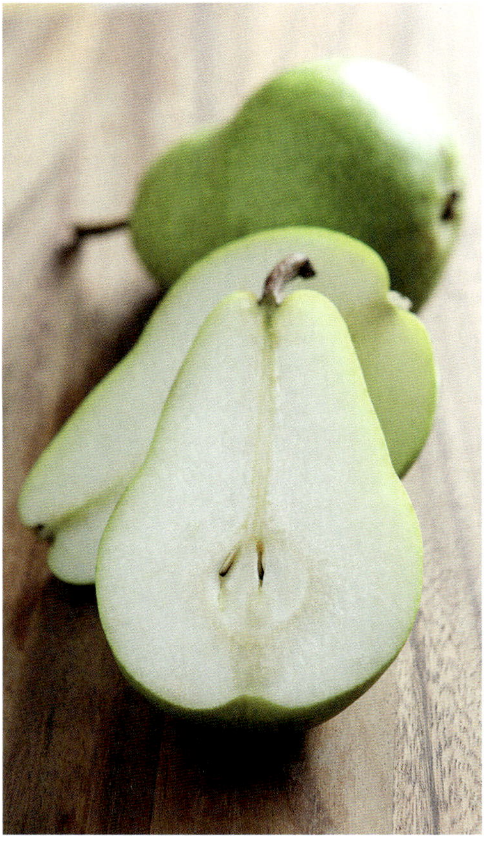

Zutaten für 2 Portionen

4 Scheiben Vollkorntoast

2 TL Butter

2 Scheiben Gouda, 45 % F.i.Tr. (60 g)

2 Birnen (à ca. 140 g)

1 TL Zitronensaft

Zubereitung

1 Die Toastscheiben toasten und kurz abkühlen lassen. Die Scheiben mit Butter bestreichen und mit den halbierten Käsescheiben belegen.

2 Die Birnen waschen, entkernen, in schmale Spalten schneiden und mit dem Zitronensaft beträufeln. Die Birnenspalten auf den Toastscheiben anrichten und sofort servieren.

Emmentaler Toast

Mit Kresse

Zubereitungszeit: 10 Minuten
Garzeit: 5 Minuten

Eine Portion enthält:

556 kcal/2325 kJ	737 mg Kalzium
30 g Eiweiß	634 mg Phosphat
35 g Fett	2,2 µg Vitamin D
30 g Kohlenhydrate	

Zutaten für 2 Portionen

2 Eier
4 Scheiben Toastbrot
4 TL Butter
4 Scheiben Emmentaler, 45 % F.i.Tr. (120 g)
1 geh. EL Kresse

Zubereitung

1 Die Eier mit einem Eierstecher anstechen und im kochenden Wasser ca. 5 Minuten kochen lassen.

2 Toastscheiben goldgelb toasten und kurz abkühlen lassen. Die Toastscheiben mit Butter bestreichen und 2 Scheiben mit Käse belegen.

3 Kresse waschen und auf den beiden anderen Toastscheiben verteilen.

Rührei mit Emmentaler

Herzhafter Start in den Tag

Zubereitungszeit: 10 Minuten

Eine Portion enthält:

267 kcal/1117 kJ	406 mg Kalzium
18 g Eiweiß	372 mg Phosphat
21 g Fett	1,9 µg Vitamin D
2 g Kohlenhydrate	

Zutaten für 2 Portionen

2 Eier
2 EL Milch, 1,5 % Fett
2 TL Schnittlauchröllchen
Salz
Pfeffer
1 Stück Emmentaler, 45 % F.i.Tr. (60 g)
1 EL Sojaöl

Zubereitung

1 Die Eier in eine kleine Schüssel aufschlagen, Milch, Salz und Pfeffer zugeben und mit einem Schneebesen verquirlen.

2 Käse auf einer Küchenreibe fein reiben und unter die Eiermasse rühren.

3 Öl in einer beschichteten Pfanne erhitzen und die Eiermasse bei milder Hitze stocken lassen.

Roquefort-Gurken-Brötchen

Mit Roggenbrötchen: Gesund und vitaminreich

Zubereitungszeit: 10 Minuten

Eine Portion enthält:

353 kcal/1474 kJ	225 mg Kalzium
12 g Eiweiß	271 mg Phosphat
15 g Fett	0,3 µg Vitamin D
43 g Kohlenhydrate	

Zutaten für 2 Portionen

2 Roggenbrötchen
2 TL Butter
2 Portionen Roquefort (60 g)
1 Stück Gurke (100 g)
2 Zweige frischer Dill

Zubereitung

1 Die Roggenbrötchen halbieren und zwei Hälften mit der Butter bestreichen. Den Roquefort auf den Brötchenhälften verteilen.

2 Die Gurke waschen, in Stücke schneiden und dachziegelartig darüber legen.

3 Den Dill waschen, trockenschleudern, fein hacken und auf den Gurkenscheiben verteilen. Die übrigen Brötchenhälften auflegen und servieren.

TIPPS & HINWEISE

Schmeckt auch gut: Schafskäse mit Tomaten und Basilikum oder Schnittkäse (z. B. Butterkäse) mit frischer Brunnenkresse.

Kerniges Papayajoghurt

Der fruchtige Start in den Tag

Zubereitungszeit: 10 Minuten

Eine Portion enthält:

174 kcal/729 kJ	222 mg Kalzium
8 g Eiweiß	199 mg Phosphat
8 g Fett	0 µg Vitamin D
17 g Kohlenhydrate	

Zutaten für 2 Portionen

300 g Naturjoghurt, 1,5 % Fett
1 EL Honig
1 Stück Papaya (ca. 250 g)
1 EL Walnüsse
1 EL Pinienkerne

Zubereitung

1 Den Joghurt mit Honig süßen. Papaya schälen, Kerne entfernen und das Fruchtfleisch in kleine Würfel schneiden.

2 Nüsse und Kerne in einer beschichteten Pfanne ohne Fettzugabe anrösten, bis sie aromatisch zu duften beginnen, sofort herausnehmen, etwas abkühlen lassen und mit den Papayawürfeln unter den Joghurt mengen.

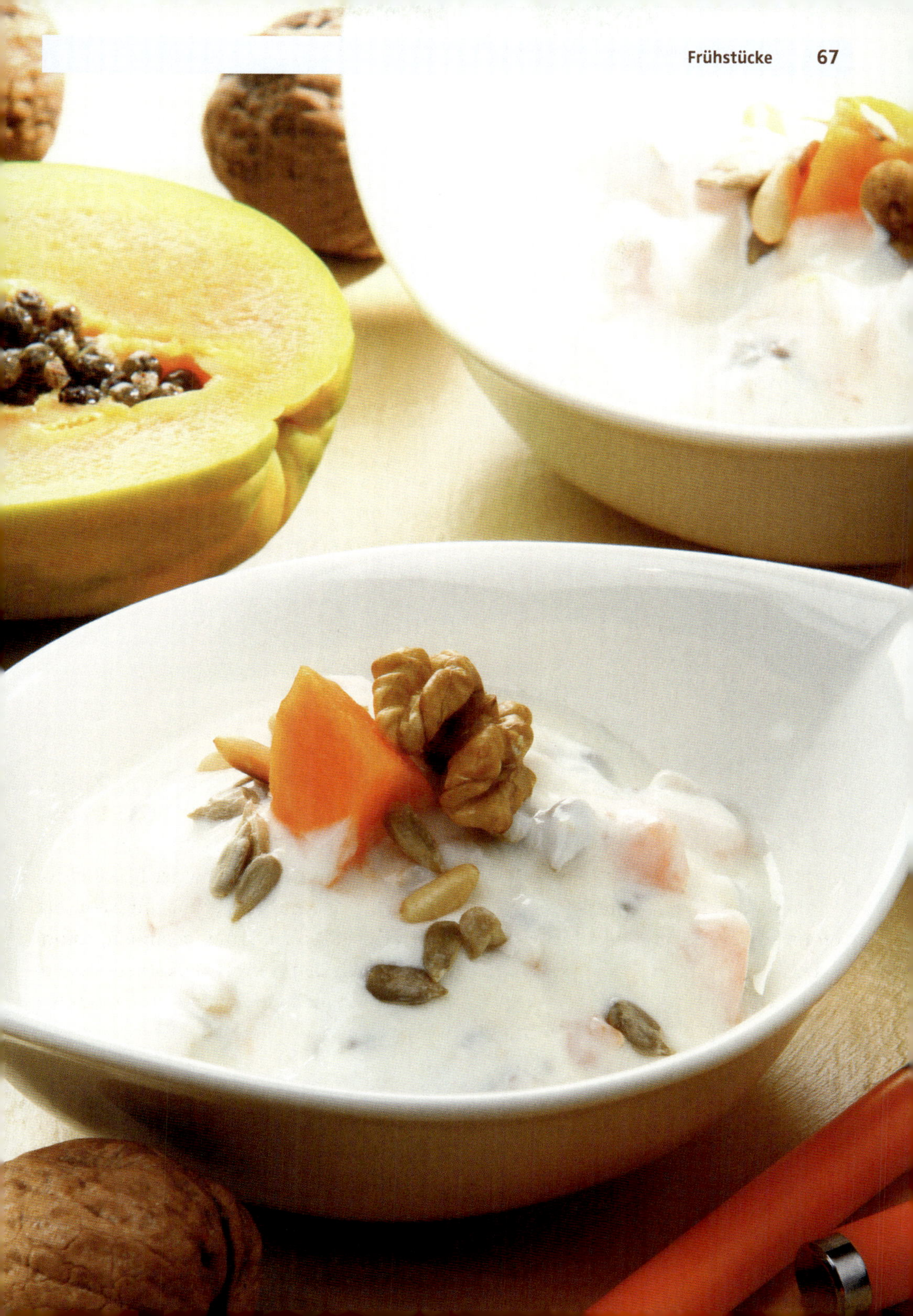

Apfel-Zimt-Müsli

Mit Nüssen und Kernen

Zubereitungszeit: 15 Minuten

Eine Portion enthält:

362 kcal/1514 kJ	306 mg Kalzium
12 g Eiweiß	358 mg Phosphat
17 g Fett	0,1 µg Vitamin D
39 g Kohlenhydrate	

Zutaten für 2 Portionen

2 gehäufte EL Haferflocken
2 TL Walnusskerne
1 EL Sesam
2 TL Leinsamen
2 Äpfel
1 TL Zitronensaft
2 Becher Vollmilchjoghurt (à 150 g)
1 TL Ahornsirup
Zimt

Zubereitung

1 Haferflocken, Walnüsse und Samen in einer beschichteten Pfanne ohne Fettzugabe anrösten.

2 Die Äpfel waschen, entkernen, in kleine Stücke schneiden und sofort mit dem Zitronensaft beträufeln.

3 Den Joghurt in eine Schüssel geben und mit dem Sirup und dem Zimt abschmecken. Die Apfelstücke und die angerösteten Flocken unter die Joghurtmasse rühren und sofort servieren.

TIPPS & HINWEISE

Durch das Anrösten entfaltet sich das ganze Aroma von Nüssen und Samen. Zur Herstellung eines leckeren Knuspermüslis geben Sie beim Anrösten etwas Honig dazu.

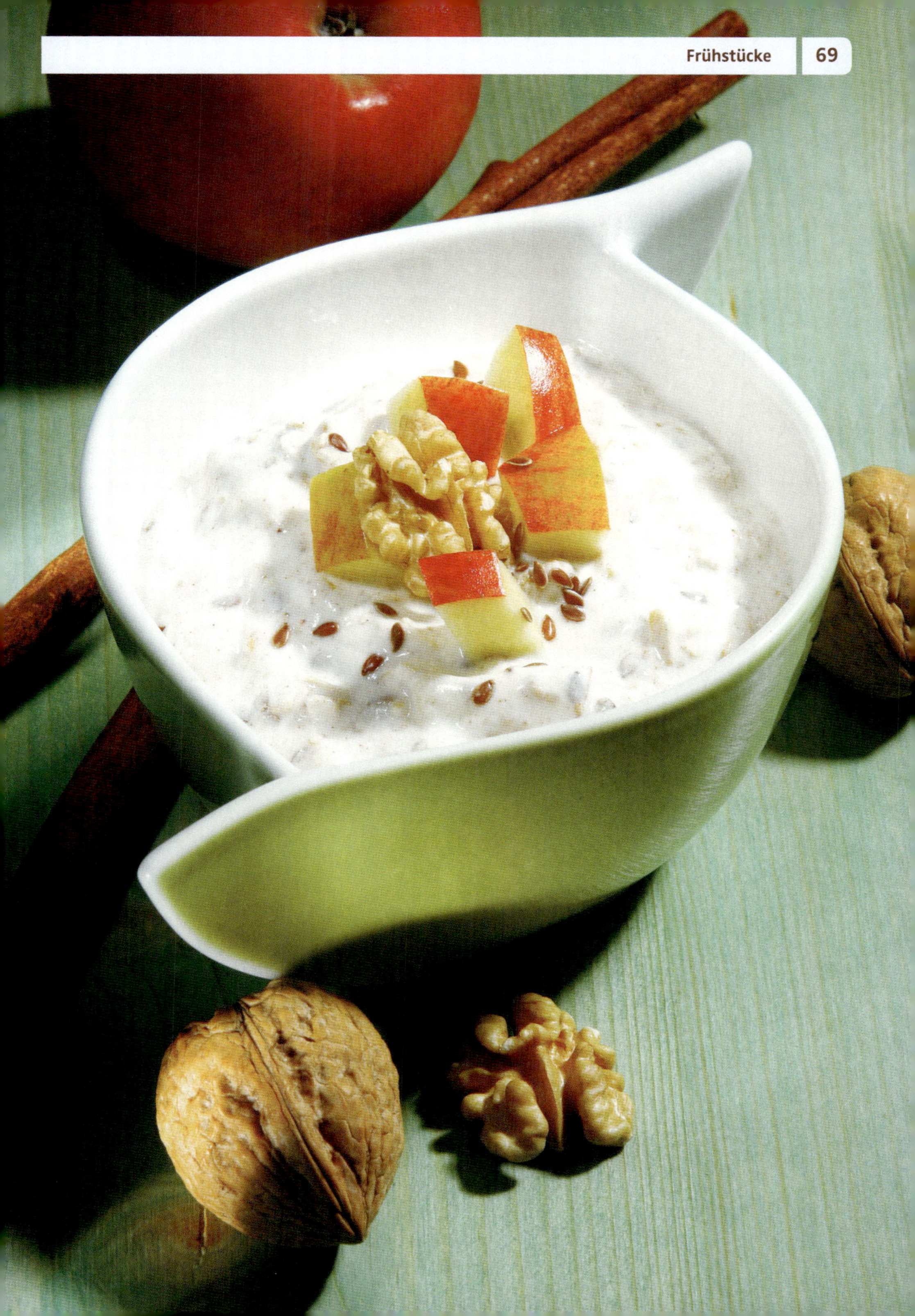

MITTAGESSEN

Karamellisierte Zwiebelringe

Perfekt zu buntem Salat

Zubereitungszeit: 10 Minuten

Eine Portion enthält:

147 kcal/613 kJ	88 mg Kalzium
3 g Eiweiß	74 mg Phosphat
10 g Fett	
11 g Kohlenhydrate	

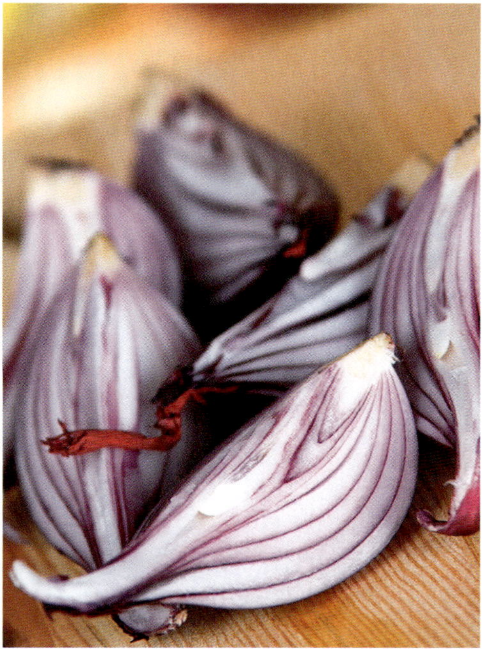

Zutaten für 2 Portionen

2 rote Zwiebeln (ca. 120 g)
2 Schalotten
1 EL Olivenöl
1 EL brauner Zucker
2 EL Balsamicoessig
Salz
Pfeffer
2 EL Parmesan

Zubereitung

1 Zwiebeln und Schalotten schälen, halbieren und vierteln. Das Öl in einem kleinen Topf erhitzen und die Zwiebeln mit den Schalotten darin anbraten.

2 Den Zucker über die Zwiebelviertel streuen und karamellisieren lassen. Mit Balsamicoessig ablöschen und mit Salz und Pfeffer würzen.

3 Vor dem Servieren den Parmesan über die Zwiebeln streuen.

Asiatische Kokossuppe

Exotisch gewürzt

Zubereitungszeit: 20 Minuten
Garzeit: 10 Minuten

Eine Portion enthält:

174 kcal/727 kJ	100 mg Kalzium
5 g Eiweiß	134 mg Phosphat
14 g Fett	0 µg Vitamin D
8 g Kohlenhydrate	

Zutaten für 2 Portionen

1 Stück Ingwer (ca. 10 g)
1 Stück Zitronengras
1 EL Erdnussöl
½ TL Garam Marsala
½ TL Curry
1 Prise Koriander
1 Prise Zimt
1 EL grüne Currypaste
200 ml Kokosmilch
250 ml Hühnerfond (Glas)
2 TL Erdnussbutter
1 EL Sojasauce
Salz
Pfeffer
2 geh. EL frische Kresse

Zubereitung

1 Den Ingwer schälen und fein würfeln. Das Zitronengras mit dem Messerrücken flach drücken. Öl in einem kleinen Topf erhitzen, die Ingwerwürfelchen und das Zitronengras anschwitzen. Gewürze und Currypaste dazugeben und kurz mit anschwitzen.

2 Die Kokosmilch zu den vorbereiteten Zutaten gießen und aufkochen lassen. Mit dem Hühnerfond auffüllen und ca. 5 Minuten köcheln lassen.

3 Erdnussbutter und Sojasauce einrühren und mit Salz und Pfeffer abschmecken. Mit der gewaschenen Kresse garniert servieren.

Kresserahmsuppe

Frische Frühlingssuppe

Zubereitungszeit: 15 Minuten
Garzeit: 10 Minuten

Eine Portion enthält:

219 kcal/916 kJ	286 mg Kalzium
9 g Eiweiß	237 mg Phosphat
12 g Fett	0,3 µg Vitamin D
18 g Kohlenhydrate	

Zutaten für 2 Portionen

1 kleine blaue Zwiebel
1 Knoblauchzehe
1 mittlere Kartoffel (ca. 80 g)
2 TL Butter
400 ml Milch, 1,5 % Fett
2 EL Schlagsahne
Salz
Pfeffer
1 Kästchen Kresse

Zubereitung

1 Zwiebel und Knoblauchzehe schälen und fein würfeln. Die Kartoffel waschen, schälen und in Würfel schneiden. Butter schmelzen lassen und die Zwiebel- und Knoblauchwürfel glasig dünsten. Die Kartoffelwürfel dazugeben und mitdünsten.

2 Mit der Milch und der Sahne aufgießen und bei milder Hitze ca. 10 Minuten garen. Die Suppe mit einem Pürierstab kräftig durchmixen und mit Salz und Pfeffer würzen.

3 Die Kresse mit einer Schere abschneiden und in die Suppe geben, nochmals kurz aufkochen lassen.

TIPPS & HINWEISE

Kresse enthält Vitamin C, Eisen, Kalzium, Folsäure und Vitamin B. Sie gilt als verdauungsfördernd, appetitanregend, blutreinigend und harntreibend.

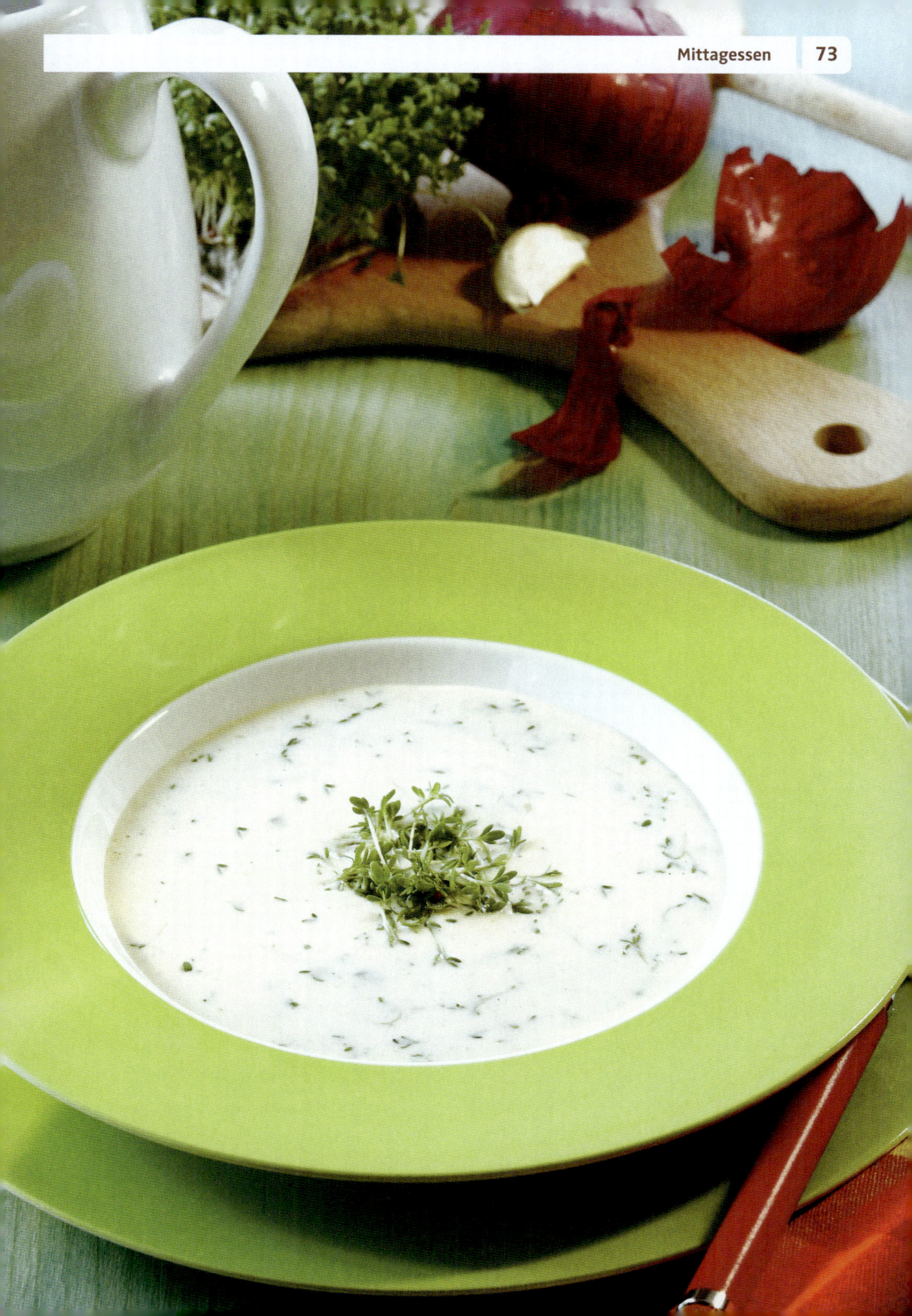

Toskanasuppe

Für Fans der mediterranen Küche

Zubereitungszeit: 35 Minuten

Eine Portion enthält:

266 kcal/1112 kJ	476 mg Kalzium
15 g Eiweiß	438 mg Phosphat
19 g Fett	1,7 µg Vitamin D
8 g Kohlenhydrate	

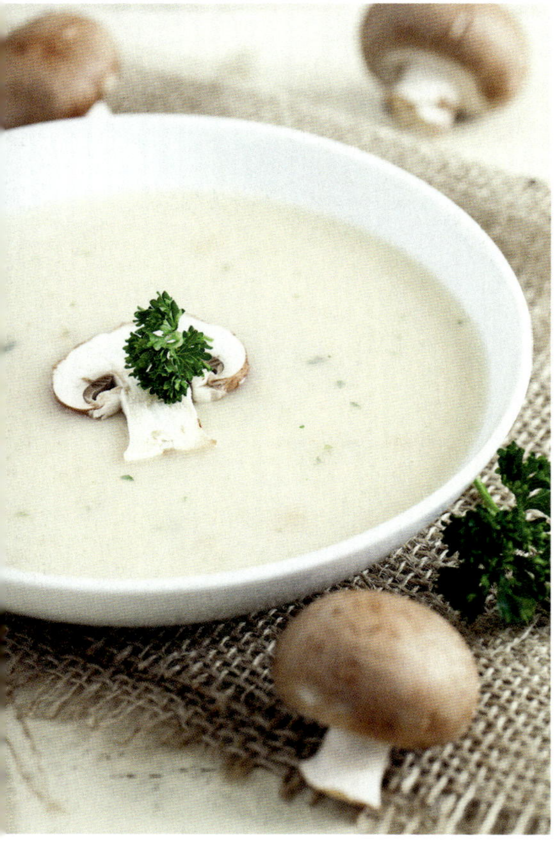

Zutaten für 2 Portionen

150 g Champignons
½ Zwiebel
1 kleine Knoblauchzehe
1 EL Olivenöl
250 ml Milch, 1,5 % Fett
100 ml Gemüsebrühe
50 g Pecorino oder Parmesan
Salz
Pfeffer

Zubereitung

1 Die Champignons putzen und in kleine Würfel schneiden. Zwiebel und Knoblauchzehe schälen und in kleine Würfelchen schneiden.

2 Das Öl in einem kleinen Topf erhitzen und die gewürfelten Zutaten darin goldgelb anschwitzen. Milch und Brühe dazu gießen und die Suppe aufkochen lassen. Das Käsestück zerbröckeln, in den Topf geben und ca. 20 Minuten köcheln lassen.

3 Die Suppe mit einem Pürierstab fein pürieren und mit Salz und Pfeffer abschmecken.

TIPPS & HINWEISE

Genießen Sie die Suppe mit einer Scheibe geröstetem Vollkornbrot.

Sesamhähnchen

Besonders lecker mit Käse

Zubereitungszeit: 20 Minuten

Eine Portion enthält:

393 kcal/1643 kJ	2 g Kohlenhydrate
15 g Eiweiß	494 mg Kalzium
40 g Eiweiß	583 mg Phosphat
25 g Fett	0,2 µg Vitamin D

TIPPS & HINWEISE

Da dieses Rezept relativ viel Phosphat liefert, sollten Sie die weitere Lebensmittelauswahl des Tages phosphatarm gestalten. Dabei hilft Ihnen die Tabelle mit phosphatarmen Lebensmitteln auf Seite 43.

Zutaten für 2 Portionen

2 Hähnchenbrustfilets (à ca. 120 g)
2 Scheiben Hartkäse, 45 % F.i.Tr.
Salz
Pfeffer
2 EL Sesamsamen
2 TL Rapsöl

Zubereitung

1 Hähnchenfilets abwaschen, gut trocknen und in jedes Filet seitlich eine Tasche einschneiden. Jeweils eine Käsescheibe hineinlegen und mit einem Zahnstocher oder einer Rouladennadel die Tasche verschließen.

2 Die Filets mit Salz und Pfeffer würzen und in der Sesamsaat wälzen.

3 Das Öl erhitzen und die beiden Filets darin kräftig anbraten, Temperatur zurückstellen und unter Wenden 5 bis 8 Minuten fertig garen.

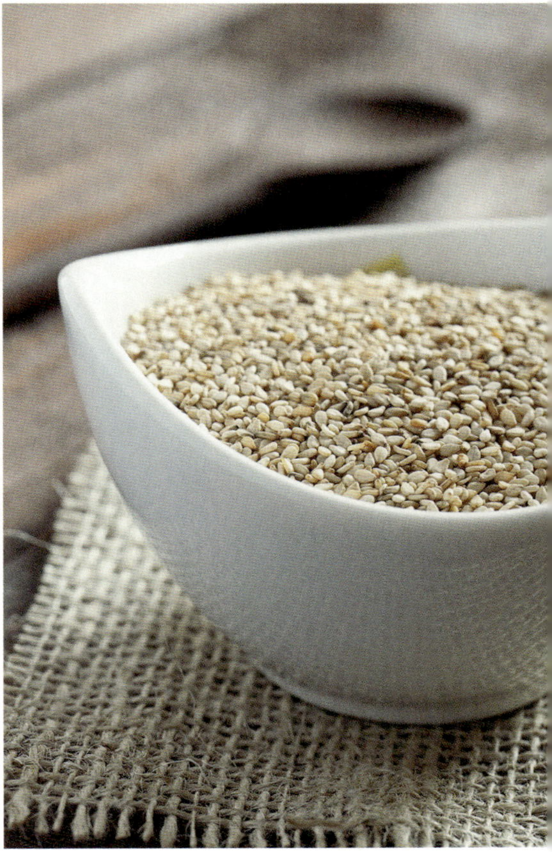

Entenbrust mit Orangengrünkohl

Mit herzgesundem Grünkohl

Zubereitungszeit: 40 Minuten
Garzeit: 1 Stunde 25 Minuten

Eine Portion enthält:

604 kcal/2524 kJ	484 mg Kalzium
38 g Eiweiß	561 mg Phosphat
39 g Fett	0 µg Vitamin D
24 g Kohlenhydrate	

Zutaten für 2 Portionen

Für den Grünkohl

400 g Grünkohl
5 Schalotten
1 große Orange
1 EL Rapsöl
1 TL brauner Zucker
250 ml Entenfond
65 ml frisch gepresster Orangensaft
Salz
Pfeffer

Für die Ente

2 kleine Entenbrustfilets (à 150 g)
Salz
Pfeffer
½ kleine rote Chilischote
4 EL Entenfond
4 EL frisch gepresster Orangensaft
1 TL Speisestärke

Zubereitung

1 Den Grünkohl von den Stielen streifen, die Blätter gründlich waschen und abtropfen lassen. Die Blätter portionsweise 2 Minuten in kochendem Salzwasser blanchieren, abschrecken und grob hacken. Die Schalotten schälen, größere halbieren. Die Orange filetieren.

2 Das Öl erhitzen und die Schalotten darin anschwitzen, den Zucker dazugeben und karamellisieren lassen. Den Grünkohl dazugeben und unter Wenden mitdünsten. Mit Entenfond und Orangensaft aufgießen und mit Salz und Pfeffer würzen. Zugedeckt bei milder Hitze 50 bis 60 Minuten garen, öfter umrühren. Kurz vor dem Servieren die Orangenfilets dazugeben.

3 Den Backofen auf 220 °C vorheizen.

4 Die Chilischote waschen, halbieren, entkernen und in kleine Würfel schneiden. Die Hautseite der Entenbrüste mit einem scharfen Messer rautenförmig einschneiden. Die Filets mit Salz und Pfeffer würzen.

5 Eine beschichtete Pfanne ohne Fettzugabe erhitzen, die Entenbrüste auf der Hautseite in die heiße Pfanne legen. 4 Minuten braten, die Brüste wenden und nochmals 3 Minuten anbraten. Die Brüste mit der Hautseite nach oben auf ein Backblech legen und im Backofen 7 bis 8 Minuten weitergaren.

6 Das Bratfett zur Hälfte entfernen und mit Fond und Saft aufgießen, die Chiliwürfel dazugeben und in 5 bis 6 Minuten den Fond auf ein Drittel einkochen lassen. Die Stärke mit kaltem Wasser glatt rühren und in den kochenden Fond gießen, nochmals 1 Minute kochen lassen. Die Sauce mit Salz und Pfeffer abschmecken.

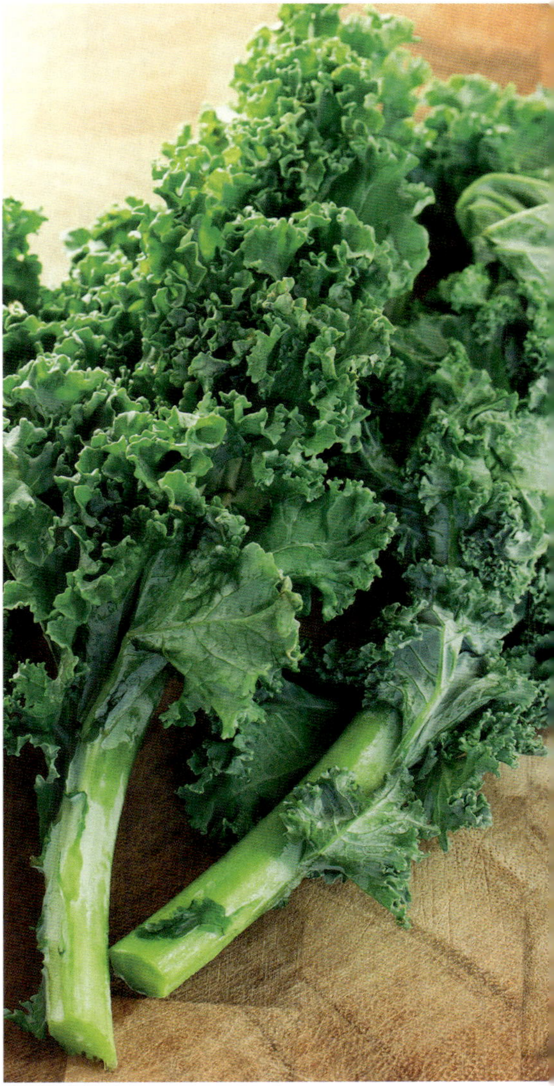

TIPPS & HINWEISE

Um die richtige Temperatur der Pfanne zu überprüfen, lassen Sie einen Wassertropfen in die heiße Pfanne fallen. Wenn er sofort verdampft, ist die Pfanne heiß genug, um das Fleisch einzulegen.
Waschen Sie nach dem Zerkleinern der Chilischote gründlich Ihre Hände.
Zu diesem Gericht passen sehr gut Petersilienkartoffeln.

Hackbällchen mit Schafskäsefüllung

Mit vielen frischen Kräuern

Zubereitungszeit: 25 Minuten
Garzeit: 40 Minuten

Eine Portion enthält:

448 kcal/1873 kJ	210 mg Kalzium
33 g Eiweiß	360 mg Phosphat
28 g Fett	1 µg Vitamin D
15 g Kohlenhydrate	

Zutaten für 2 Portionen

1 kleine Zwiebel
1 Knoblauchzehe
1 EL Olivenöl
1 EL Tomatenmark
1 kleine Dose geschälter Tomaten
160 g gemischtes Hackfleisch
1 EL Paniermehl
ca. 60 g Schafskäse, 45 % F.i.Tr.
1 Ei
1 EL gemischte Kräuter (z. B. Basilikum, Thymian, Oregano)
Salz
Pfeffer

Zubereitung

1 Die Zwiebel und die Knoblauchzehe schälen und fein hacken. Die Hälfte des Öls erhitzen und die Zwiebel- und Knoblauchwürfel darin andünsten. Die Hälfte herausnehmen und beiseitestellen.

2 Das Tomatenmark zu den restlichen Zwiebel- und Knoblauchwürfeln geben und unter Rühren anschwitzen; Tomaten mit Flüssigkeit dazugeben. Die Masse ca. 30 Minuten ohne Deckel köcheln lassen.

3 Aus Hackfleisch, Paniermehl, grob zerkleinertem Schafskäse, Ei, Kräutern und angedünsteten Zwiebel- und Knoblauchwürfeln einen Teig herstellen. Mit Salz und Pfeffer würzen und mit angefeuchteten Händen kleine Bällchen formen.

4 Restliches Öl erhitzen und die Hackbällchen darin rundherum kräftig anbraten.

5 Die Sauce mit Salz, Pfeffer und Zucker würzen und kurz pürieren. Hackbällchen in der Sauce ca. 10 Minuten gar ziehen lassen.

TIPPS & HINWEISE

Zu den Hackbällchen passen Parmesankartoffeln besonders gut. Das Rezept finden Sie auf Seite 99.

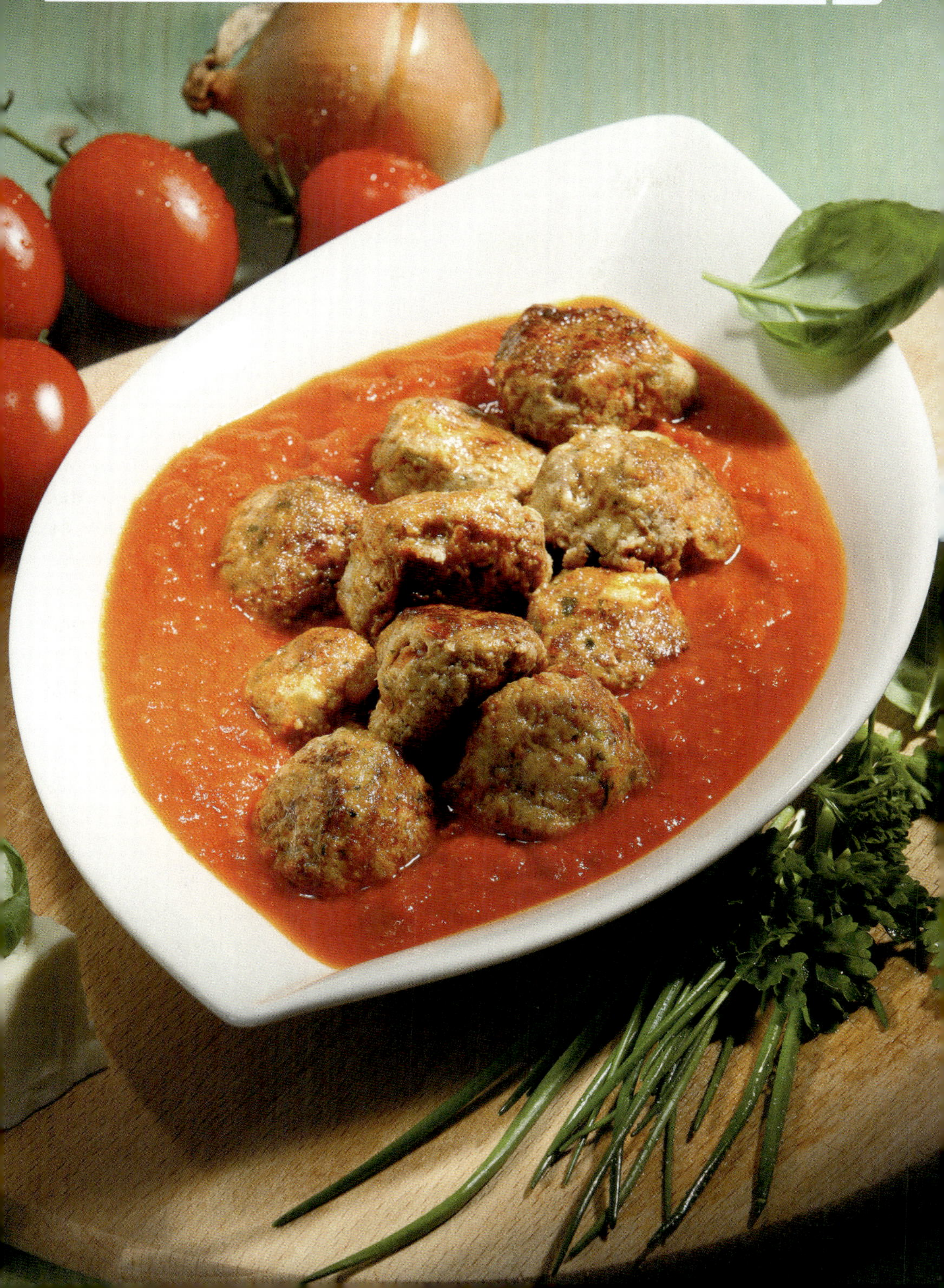

Zander mit fruchtigem Bohnengemüse

Mit gesunden Omega-3-Fettsäuren

Zubereitungszeit: 20 Minuten
Garzeit: ca. 20 Minuten

Eine Portion enthält:

336 kcal/1405 kJ	203 mg Kalzium
36 g Eiweiß	374 mg Phosphat
10 g Fett	0 µg Vitamin D
23 g Kohlenhydrate	

Zutaten für 2 Portionen

400 g Stangenbohnen, tiefgekühlt
2 kleine Birnen (ca. 200 g)
8 Kirschtomaten
1 EL Rapsöl
2 EL Weißwein
2 Frühlingszwiebeln
Pfeffer
Salz
2 Zanderfilets (ca. 260 g)
1 EL Zitronensaft
2 TL Weizenmehl

Zubereitung

1 Die Bohnen antauen lassen und in kochendem Salzwasser ca. 3 Minuten blanchieren.

2 Die Birnen waschen, putzen, entkernen und in Viertel schneiden. Die Kirschtomaten waschen und vom Strunk zupfen. 1 TL Öl erhitzen und die Birnen darin anbraten, Kirschtomaten dazugeben und kurz mitbraten. Mit Wein ablöschen, die Bohnen dazugeben und ca. 4 Minuten zugedeckt garen.

3 Die Frühlingszwiebeln waschen, putzen und in feine Ringe schneiden. Zu den Bohnen geben und 1 Minute mitgaren, mit Salz und Pfeffer würzen.

4 Den Zander trocken tupfen, mit Zitronensaft beträufeln und salzen. Zanderfilets im Mehl wenden. Das restliche Öl in einer beschichteten Pfanne erhitzen und den Zander auf der Hautseite bei mittlerer Hitze 7 bis 8 Minuten sehr knusprig braten. Fisch wenden und 1 bis 2 Minuten auf der Fleischseite braten.

5 Fisch mit dem Gemüse servieren.

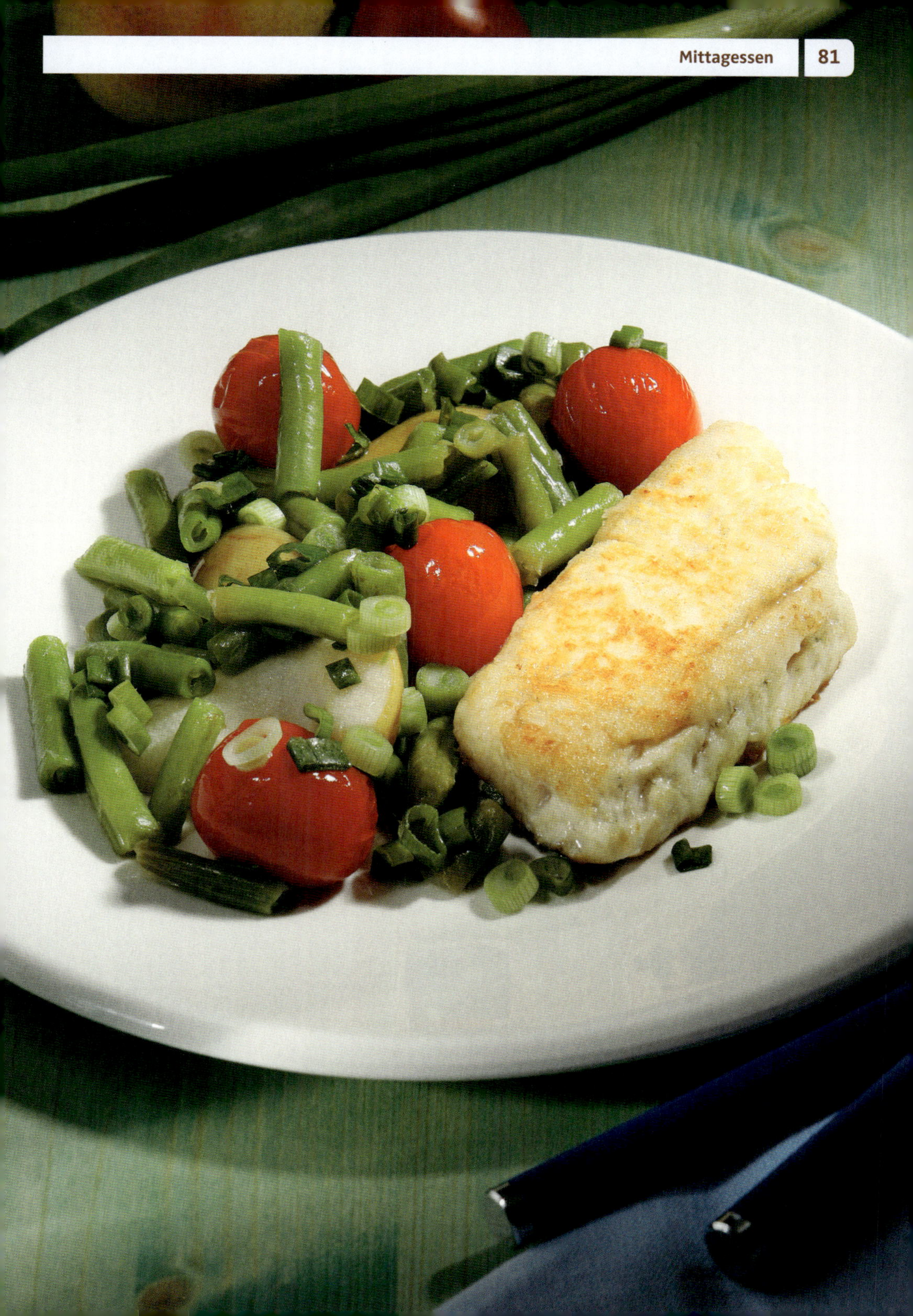

Schweinegeschnetzeltes

Italienische Note mit Gorgonzola

Zubereitungszeit: 20 Minuten
Garzeit: ca. 20 Minuten

Eine Portion enthält:

381 kcal/1591 kJ	352 mg Kalzium
31 g Eiweiß	365 mg Phosphat
25 g Fett	0,5 µg Vitamin D
6 g Kohlenhydrate	

Zutaten für 2 Portionen

200 g Schweinefilet
300 g Lauch
2 TL Rapsöl
2 Knoblauchzehen
1 Zweig Petersilie
2 EL Weißwein
2 EL Schlagsahne
Salz
Pfeffer
2 Portionen Gorgonzola (ca. 60 g)

Zubereitung

1 Das Schweinefilet trocken tupfen, in schmale Streifen schneiden und mit Pfeffer würzen. Lauch putzen, der Länge nach halbieren, gründlich unter fließendem, kaltem Wasser waschen und in schmale halbe Ringe schneiden. Das Öl erhitzen und den Lauch darin andünsten.

2 Knoblauchzehen schälen und fein hacken, Petersilie waschen, trocknen und Blättchen fein hacken.

3 Wein, Sahne, Knoblauch und Fleischstreifen zum Lauch geben, aufkochen lassen und mit Salz und Pfeffer würzen.

4 Gorgonzola in Würfel schneiden und zum vorbereiteten Lauch geben. Unter Rühren den Käse in der heißen Lauch-Fleisch-Masse schmelzen lassen (ca. 5 Minuten köcheln lassen), evtl. nochmal nachwürzen und mit Petersilie bestreut servieren.

Asiatisches Rind mit Brokkoli

Mit Sojasauce und Kokosmilch

Zubereitungszeit: 20 Minuten
Marinierzeit: 10 Minuten

Eine Portion enthält:

244 kcal/1020 kJ	200 mg Kalzium
29 g Eiweiß	300 mg Phosphat
9 g Fett	0 µg Vitamin D
9 g Kohlenhydrate	

Zutaten für 2 Portionen

300 g Brokkoli, tiefgekühlt
160 g Rinderfilet
1 Knoblauchzehe
2 TL Speisestärke
½ Schnapsglas Sherry
2 TL Sojasauce
1 Stück Chinakohl (ca. 100 g)
2 TL Rapsöl
2 EL Kokosmilch
Salz
Pfeffer
Curry
Chilipulver
Koriander

Zubereitung

1 Den Brokkoli auftauen lassen. Das Rindfleisch trocknen und in schmale Streifen schneiden. Den Knoblauch schälen, fein hacken und mit den Fleischstreifen vermengen.

2 Die Speisestärke mit dem Sherry und der Sojasauce glatt rühren, über das Fleisch gießen und 10 Minuten marinieren lassen.

3 Den Chinakohl waschen, putzen und in Streifen schneiden.

4 Öl erhitzen und das Fleisch portionsweise darin anbraten. Herausnehmen und warm stellen.

5 Chinakohl und Brokkoli im restlichen Bratfett andünsten und mit Kokosmilch und etwas Sojasauce ablöschen. Die Flüssigkeit aufkochen lassen, mit Salz, Pfeffer und Gewürzen würzen und das Fleisch dazugeben.

TIPPS & HINWEISE

Dazu passt der Duftreis „à la Madagaskar" (Rezept siehe Seite 98).

Indisches Curry

Exotisch gewürzt

Zubereitungszeit: 35 Minuten
Garzeit: 1 Stunde 25 Minuten

Eine Portion enthält:

311 kcal/1300 kJ	226 mg Kalzium
37 g Eiweiß	384 mg Phosphat
13 g Fett	0 µg Vitamin D
11 g Kohlenhydrate	

Zutaten für 2 Portionen

2 kleine Zwiebeln
2 Tomaten
300 g Brokkoli, tiefgekühlt
½ rote Chilischote
1 Stück frischer Ingwer (ca. 20 g)
½ EL Koriandersamen
200 g Lammfleisch
1 EL Rapsöl
½ TL gem. Kreuzkümmel
½ TL gem. Kardamon
½ TL Kurkuma
½ Dose Tomaten
Salz
Pfeffer
2 EL Tomatenmark
½ EL Garam Marsala

Zubereitung

1 Zwiebeln schälen und würfeln. Tomaten waschen, putzen und grob würfeln. Brokkoli antauen lassen. Chilischote waschen, längs halbieren, entkernen und fein hacken.

2 Ingwer schälen und fein reiben. Koriander fein zerstoßen.

3 Fleisch trocken tupfen und in Würfel schneiden. Die Hälfte des Öls erhitzen und das Fleisch portionsweise darin kräftig anbraten und herausnehmen. Bratensatz mit 125 ml Wasser ablöschen, aufkochen und ca. 2 Minuten kochen lassen. Bratenfond beiseitestellen.

4 Das restliche Öl erhitzen und Zwiebeln, Tomaten und Brokkoli darin anbraten. Chili, Ingwer und Gewürze zufügen und unter Rühren 2 Minuten mitbraten. Fond angießen und 2 Minuten auf niedrigster Stufe leise köcheln lassen.

5 Tomaten (mit Saft) zugeben und zerdrücken. Fleisch hinzufügen und mit Salz und Pfeffer würzen. Aufkochen und zugedeckt ca. 1 Stunde schmoren lassen.

6 Tomatenmark einrühren und 20 Minuten weiter schmoren lassen. Nochmals mit Salz, Pfeffer und Garam Marsala würzen.

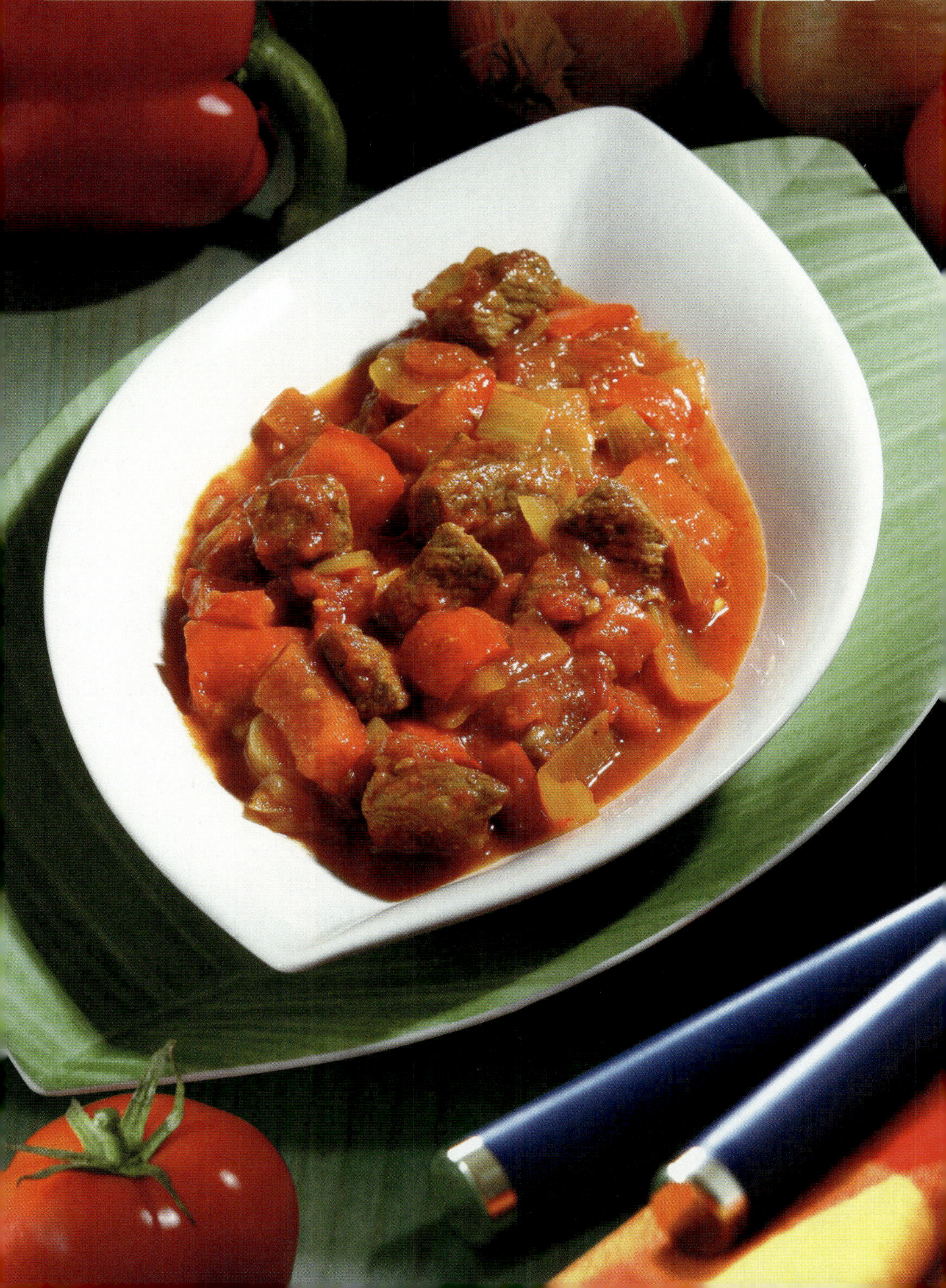

Seeteufel mit Zucchini-Tomaten-Gemüse

Lecker mediterrran

Zubereitungszeit: 20 Minuten
Garzeit: 30 Minuten

Eine Portion enthält:

281 kcal/1175 kJ	126 mg Kalzium
24 g Eiweiß	368 mg Phosphat
15 g Fett	2,6 µg Vitamin D
8 g Kohlenhydrate	

Zutaten für 2 Portionen

2 Seeteufelfilets (ca. 260 g)
Salz
1 Zucchini (ca. 500 g)
2 Tomaten (ca. 120 g)
1 Knoblauchzehe
4 schwarze Oliven
2 Zweige Thymian
1 Zweig Petersilie
½ Biozitrone
Pfeffer
1 EL Olivenöl
2 EL Weißwein

Zubereitung

1 Die Fischfilets trocknen und salzen.

2 Zucchini und Tomaten waschen, putzen und in schmale Scheiben schneiden. Die Knoblauchzehe schälen und fein würfeln. Die Oliven abtropfen lassen und vierteln. Alles miteinander vermengen.

3 Die Zitrone in schmale Scheiben schneiden. Den Backofen auf 200 °C vorheizen. Die Kräuter waschen, trocknen, von den Stängeln zupfen und die Blättchen hacken.

4 Den Fisch salzen und pfeffern und in eine feuerfeste Auflaufform legen. Die Kräuter auf den Fisch streuen und mit den Zitronenscheiben belegen. Das Gemüse um den Fisch verteilen und mit Öl und Wein beträufeln. Im Ofen ca. 25 bis 30 Minuten garen.

Fenchelauflauf mit Schinken

Mit Bandnudeln

Zubereitungszeit: 25 Minuten
Garzeit: 45 Minuten

Eine Portion enthält:

576 kcal/2408 kJ	558 mg Kalzium
34 g Eiweiß	536 mg Phosphat
22 g Fett	1,3 µg Vitamin
59 g Kohlenhydrate	

Zutaten für 2 Portionen

2 kleine Fenchelknollen (ca. 300 g)
Salz
½ Biozitrone
300 g Bandnudeln (Hartweizengrieß)
2 Scheiben gekochter Schinken (60 g)
1 Stück Bergkäse (ca. 60 g)
1 Ei
2 EL Schlagsahne
2 EL Milch, 1,5 % Fett
Pfeffer

Zubereitung

1 Fenchelknollen waschen, die grünen Stiele und den Wurzelansatz abschneiden. Die zarten grünen Blättchen zur Seite legen. Die Knollen halbieren und den Strunk keilförmig herausschneiden. Knollen in Salzwasser mit einigen Zitronenscheiben 10 bis 15 Minuten zugedeckt bissfest garen.

2 Inzwischen die Nudeln in reichlich Salzwasser al dente garen. Schinken in Streifen schneiden und den Backofen auf 180 °C vorheizen. Den Käse reiben.

3 Den Fenchel in Scheiben schneiden. Die abgetropften Nudeln, die Fenchelscheiben, die Schinkenstreifen und den geriebenen Käse schichtweise in eine Auflaufform geben; die letzte Schicht sollte Käse sein.

4 Das Ei mit der Sahne und der Milch verquirlen und mit Salz und Pfeffer würzen. Das Fenchelgrün hacken, untermischen und die Eier-Sahne-Mischung über den Auflauf gießen. Im Ofen ca. 30 Minuten backen.

Käsespätzle

Mit viel Kalzium

Zubereitungszeit: 20 Minuten
Ruhezeit: 10 Minuten
Garzeit: 30 Minuten

Eine Portion enthält:

671 kcal/2806 kcal	663 mg Kalzium
34 g Eiweiß	623 mg Phosphat
34 g Fett	2,1 µg Vitamin D
57 g Kohlenhydrate	

Zutaten für 2 Portionen

150 g Weizenmehl, Typ 405
2 Eier
Salz
50 ml Wasser
1 Stück Emmentaler, 45 % Fett i. Tr. (150 g)
2 Zwiebeln
2 TL Sojaöl

Zubereitung

1 Mehl, Eier, Wasser und ½ Teelöffel Salz mit den Rührhaken des Handrührgerätes zu einem glatten Teig verarbeiten, bis dieser Blasen wirft und zähflüssig wird. Den Spätzleteig ca. 10 Minuten ruhen lassen.

2 Den Käse fein reiben, die Zwiebeln schälen, halbieren und in schmale Scheiben schneiden. Das Öl in einer beschichteten Pfanne erhitzen und die Zwiebeln darin goldgelb anrösten.

3 Reichlich Salzwasser zum Kochen bringen und den Spätzleteig durch einen Spätzlehobel portionsweise in das kochende Wasser pressen. Die Spätzle portionsweise kurz aufkochen lassen, bis sie an der Oberfläche schwimmen. Dann mit einer Schaumkelle herausschöpfen und mit kaltem Wasser abschrecken.

4 Den Backofen auf 200 °C (Ober- und Unterhitze) vorheizen.

5 Die gekochten Spätzle mit den Zwiebelringen und dem geriebenen Käse in eine feuerfeste Auflaufform füllen und im Ofen 10 bis 20 Minuten backen.

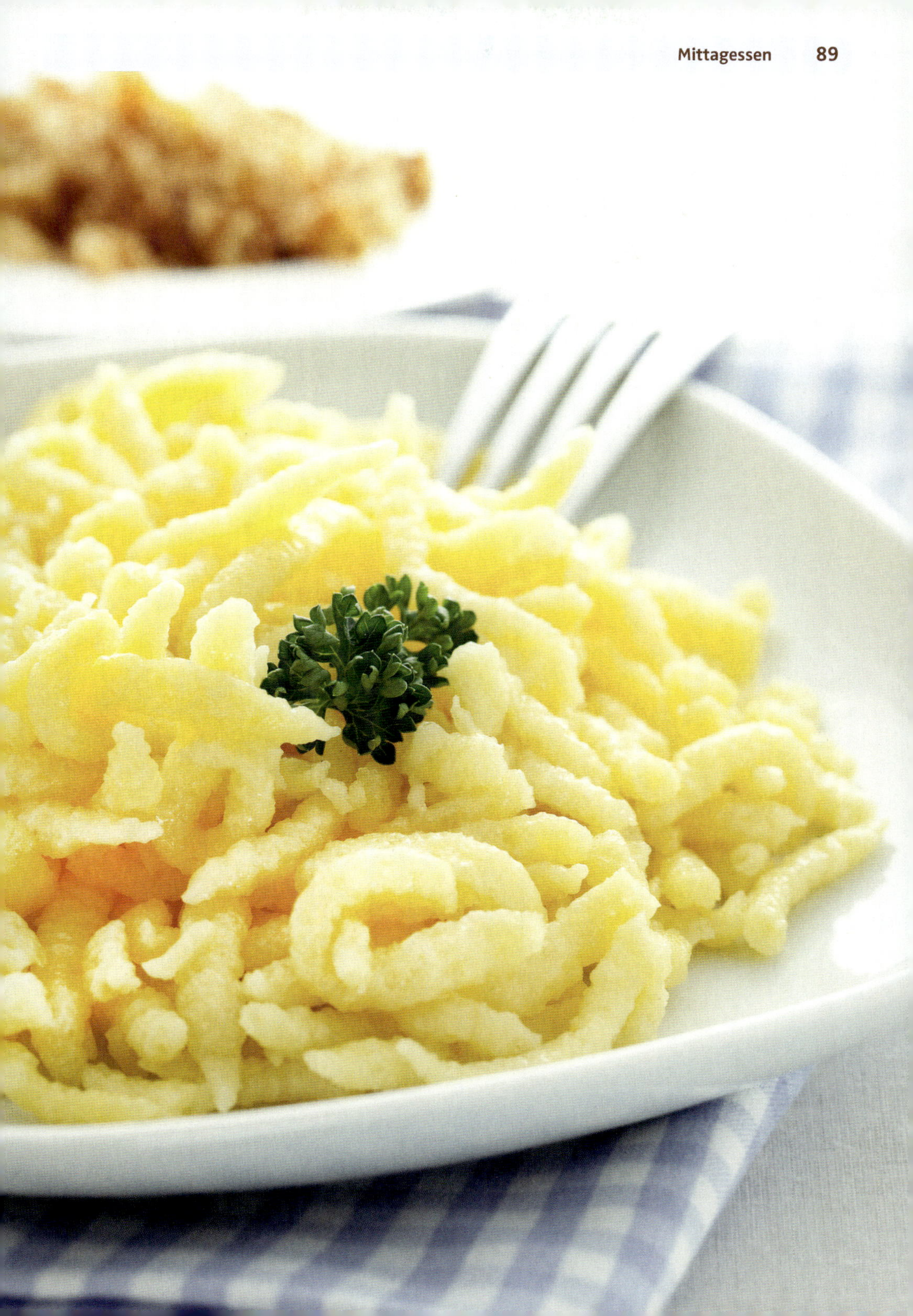

Pfannkuchen mit Gemüse-Käse-Füllung

Mit vielen frischen Kräutern

Zubereitungszeit: 30 Minuten
Ruhezeit: 30 Minuten

Eine Portion enthält:

525 kcal/2195 kJ	455 mg Kalzium
21 g Eiweiß	425 mg Phosphat
24 g Fett	1 µg Vitamin D
56 g Kohlenhydrate	

Zutaten für 2 Portionen

6 gehäufte EL Weizenmehl, Typ 550
1 Ei
200 ml Milch, 1,5 % Fett
Salz
2 EL Kresse
2 TL Schnittlauch
2 Karotten (ca. 200 g)
1 Stück Kohlrabi (ca. 200 g)
2 EL Rapsöl
Pfeffer
1 Scheibe Emmentaler, 45 % F.i.Tr.

Zubereitung

1 Aus Mehl, Ei, Milch und Salz einen dünnflüssigen Teig herstellen, Teig 20 bis 30 Minuten ruhen lassen. Die Kräuter kurz vor Ende der Ruhezeit unterrühren.

2 Die Karotten und das Kohlrabistück waschen, schälen und die beiden Gemüsesorten mit einem Gemüsehobel grob reiben.

3 1 TL Öl erhitzen und die Gemüsestreifen darin andünsten, mit Salz und Pfeffer würzen und etwas Flüssigkeit dazu gießen. Gemüse 2 bis 3 Minuten köcheln lassen.

4 Die Hälfte des restlichen Öls erhitzen und aus der Hälfte des Teiges einen dicken Pfannkuchen backen. Restliches Öl erhitzen und aus dem übrigen Teig noch einen Pfannkuchen backen.

5 Die Gemüsestreifen auf die beiden Pfannkuchen verteilen, mit jeweils einer halben Scheibe Käse belegen und Pfannkuchen zusammenklappen.

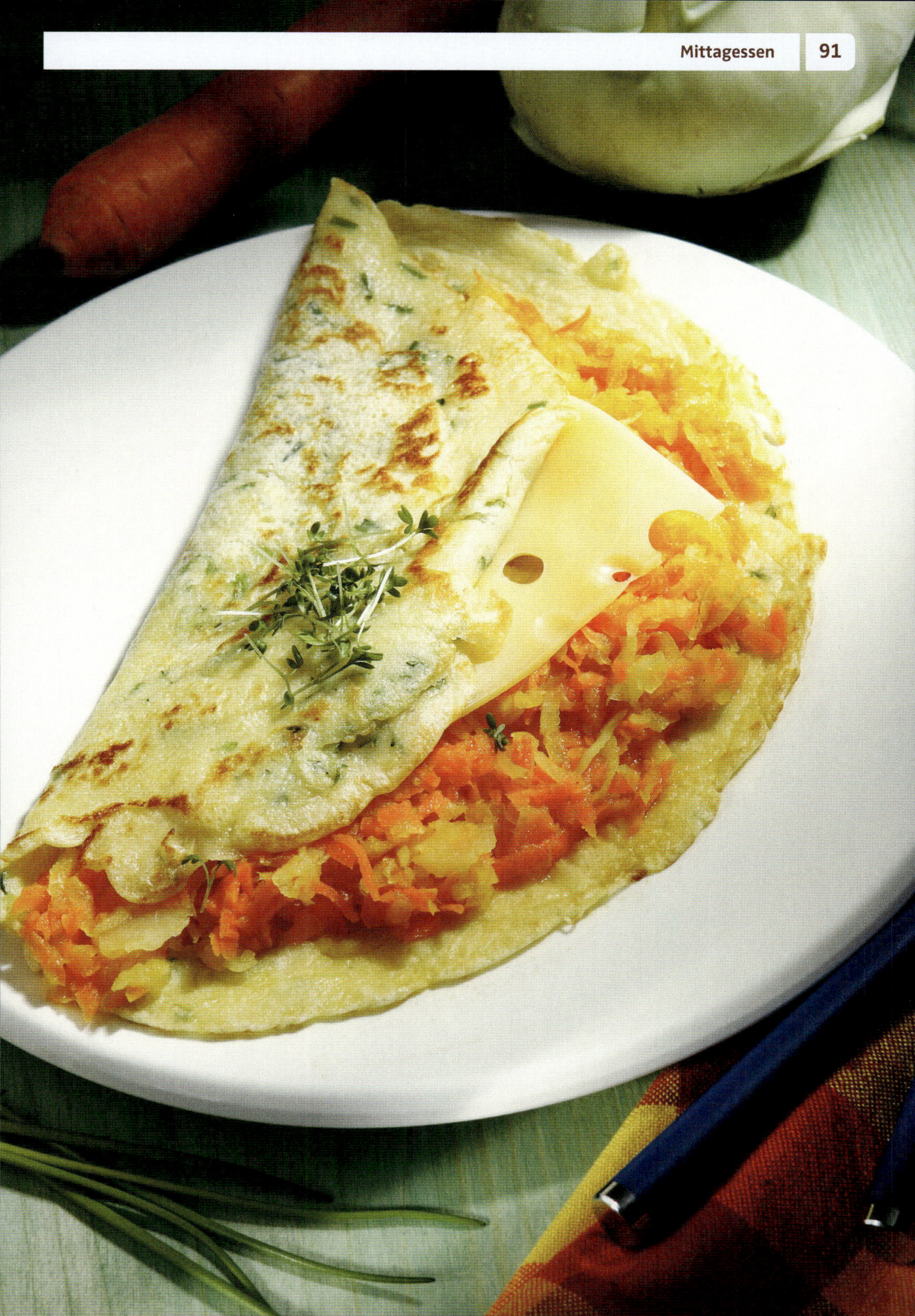

Käse-Sesam-Brokkoli

Mit viel Kalium gegen Bluthochdruck

Zubereitungszeit: 20 Minuten

Eine Portion enthält:

291 kcal/1216 kJ	378 mg Kalzium
14 g Eiweiß	313 mg Phosphat
22 g Fett	0,1 µg Vitamin D
9 g Kohlenhydrate	

Zutaten für 2 Portionen

ca. 400 g Brokkoli, tiefgekühlt
1 kleine Zwiebel
1 kleine Knoblauchzehe
1 EL Rapsöl
2 gehäufte EL Frischkäse, fettreduziert
2 EL Milch, 1,5 % Fett
Salz
Pfeffer
1 gehäufter EL Sesam

Zubereitung

1 Den angetauten Brokkoli in kochendem Salzwasser 3 bis 5 Minuten garen. Der Brokkoli sollte noch „Biss“ haben. Das Kochwasser nicht wegschütten.

2 Zwiebel und Knoblauchzehe schälen und fein hacken. Das Öl in einem kleinen Topf erhitzen und die Zwiebel- und Knoblauchwürfel darin anschwitzen.

3 Den Frischkäse dazugeben und schmelzen lassen, die Milch angießen und mit Salz und Pfeffer abschmecken. Bei Bedarf noch etwas vom Brokkolikochwasser zugießen.

4 Den Sesam in einer beschichteten Pfanne ohne Fettzugabe kurz anrösten.

5 Den abgetropften Brokkoli mit der Käsesauce servieren und den Sesam drüberstreuen.

TIPPS & HINWEISE

Genießen Sie dieses Gericht als Beilage, als Zwischengang oder mit Backofenkartoffeln als vegetarisches Hauptgericht.

Gebratener Fenchel

Pikant mit Olivenöl und Weißwein

Zubereitungszeit: 20 Minuten
Garzeit: ca. 40 Minuten

Eine Portion enthält:

201 kcal/840 kJ
6 g Eiweiß
16 g Fett
7 g Kohlenhydrate
264 mg Kalzium
125 mg Phosphat

Zutaten für 2 Portionen

2 mittlere Fenchelknollen
2 EL Olivenöl
1 EL Zitronensaft
1 Schuss Weißwein
Salz
Pfeffer

Zubereitung

1 Den Backofen auf 150 °C vorheizen.

2 Die Fenchelknollen waschen, putzen und das zarte Fenchelgrün beiseitelegen. Die Fenchelknollen halbieren, den Strunk keilförmig herausschneiden.

3 Die Hälfte des Öls erhitzen und die Fenchelstücke darin anbraten. Den Zitronensaft und den Weißwein angießen, salzen und pfeffern und die Flüssigkeit kurz aufkochen lassen.

4 Den Fenchel mit dem restlichen Öl beträufeln und 30 bis 40 Minuten im Ofen garen. Zwischendurch wenden und mit der Flüssigkeit begießen, evtl. noch einmal salzen und pfeffern.

5 Das Fenchelgrün klein schneiden und vor dem Servieren über den Fenchel streuen.

TIPPS & HINWEISE

Dieses Gericht eignet sich als Beilage zu kurz gebratenem Fleisch oder Fisch.

Gratinierter Fenchel „mediterran“

Mit Thymian und Oliven

Zubereitungszeit: 30 Minuten

Eine Portion enthält:

268 kcal/995 kJ	364 mg Kalzium
10 g Eiweiß	217 mg Phosphat
14 g Fett	0,1 µg Vitamin D
16 g Kohlenhydrate	

Zutaten für 2 Portionen

2 Fenchelknollen (ca. 450 g)
Salz
Pfeffer
125 ml Weißwein
2 große Tomaten
1 Schalotte
1 Knoblauchzehe
1 EL Olivenöl
1 EL schwarze Oliven
frischer Thymian
1 EL Semmelbrösel
4 EL Parmesan

TIPPS & HINWEISE

Genießen Sie dieses Gericht als Beilage, als Zwischengang oder mit einem leckeren Risotto als fleischfreies Hauptgericht.

Zubereitung

1 Den Fenchel waschen, putzen, vierteln und den Strunk keilförmig herausschneiden. Die Fenchelstücke in Salzwasser ca. 8 Minuten blanchieren, abtropfen lassen und in eine feuerfeste Auflaufform geben. Kräftig mit Salz und Pfeffer würzen und den Wein angießen. Im Backofen bei 180 °C 20 Minuten weitergaren.

2 Die Tomaten waschen, halbieren, den Strunkansatz herausschneiden und die Tomaten in grobe Würfel schneiden. Die Schalotte und die Knoblauchzehe schälen und fein hacken.

3 Das Öl in einer Pfanne erhitzen, die Schalotten- und Knoblauchwürfel darin anschwitzen und Tomatenstücke und Oliven dazugeben. Die Masse mit Salz, Pfeffer und zerkleinertem Thymian würzen, aufkochen lassen und bei Bedarf noch etwas Fenchelsud dazu gießen.

4 Die Tomatensauce über den vorgegarten Fenchel gießen, mit den Semmelbröseln und dem geriebenem Parmesan bestreuen und ca. 10 Minuten im Backofen (Oberhitze) gratinieren.

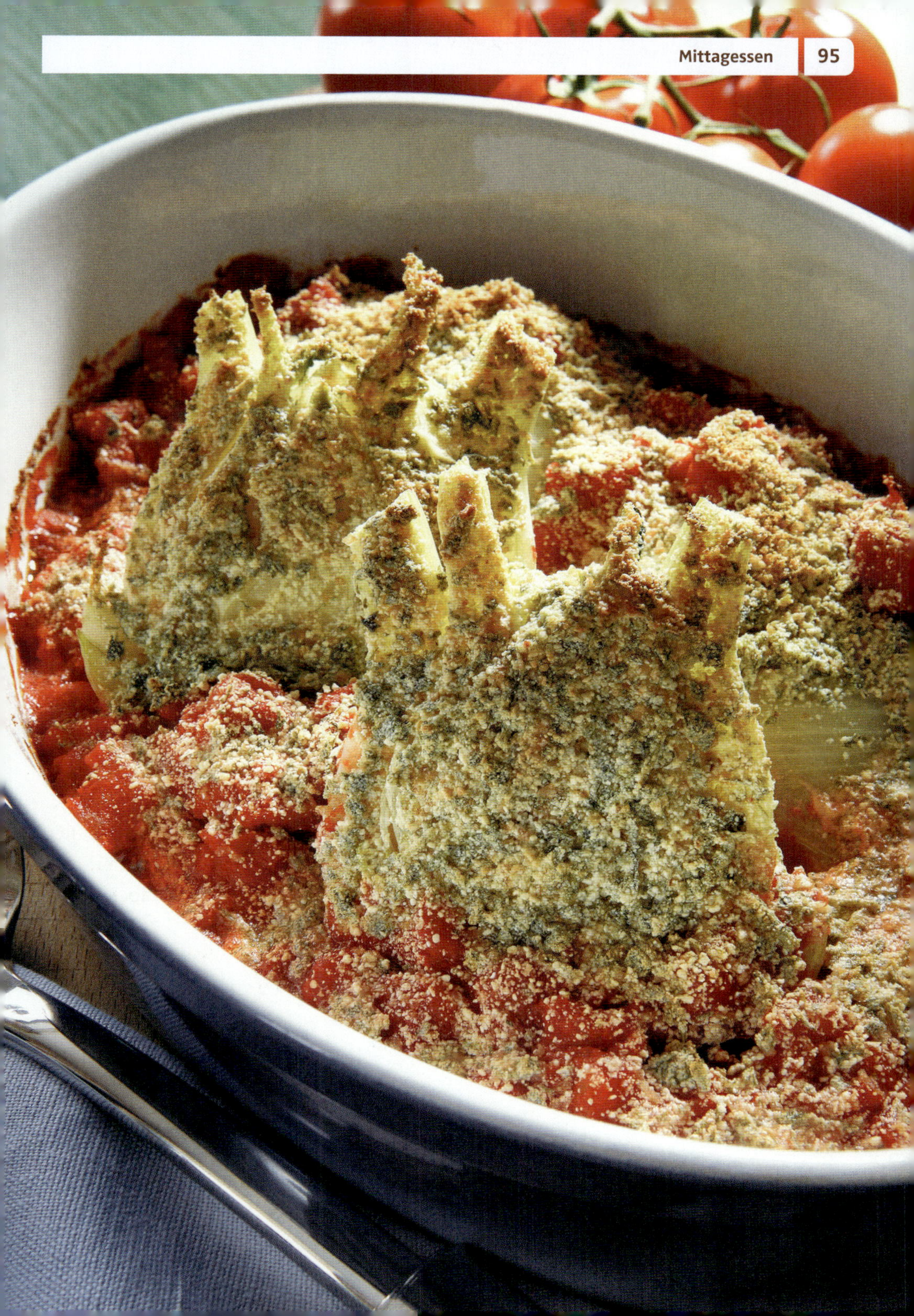

Mangoldgemüse

Mit getrockneten Tomaten

Zubereitungszeit: 20 Minuten

Eine Portion enthält:

135 kcal/564 kJ	321 mg Kalzium
7 g Eiweiß	135 mg Phosphat
9 g Fett	0 µg Vitamin D
7 g Kohlenhydrate	

Zutaten für 2 Portionen

1 kleine Zwiebel
1 kleine Knoblauchzehe
4 getrocknete Tomaten (ca. 20 g)
ca. 600 g Mangold
1 EL Olivenöl
Salz
Pfeffer
1 TL Honig
1 EL Zitronensaft

Zubereitung

1 Zwiebel und Knoblauchzehe schälen und fein würfeln. Die Tomaten in schmale Streifen schneiden. Den Mangold putzen, waschen, abtropfen lassen und in Streifen schneiden.

2 Das Öl in einer beschichteten Pfanne erhitzen und die Zwiebel- und Knoblauchwürfel darin anschwitzen. Den Mangold und die Tomaten dazugeben und mitbraten. Das Gemüse mit Salz, Pfeffer, Honig und Zitronensaft würzen.

TIPPS & HINWEISE

Obwohl Mangold eine oxalsäurereiche Gemüsesorte ist, müssen Sie nicht ganz darauf verzichten. Allerdings sollte Sie bei den restlichen Mahlzeiten darauf achten, nicht weitere oxalsäurereiche Lebensmittel (z. B. Rhabarber, Spinat, Nüsse, Kakao, Schokolade) zu verzehren.

Risotto mit Radicchio

Risotto einmal anders

Zubereitungszeit: 25 Minuten
Garzeit: 25 Minuten

Eine Portion enthält:

429 kcal/1791 kJ	311 mg Kalzium
14 g Eiweiß	337 mg Phosphat
15 g Fett	0,2 µg Vitamin D
51 g Kohlenhydrate	

Zutaten für 2 Portionen

1 kleine Zwiebel
1 kleine Knoblauchzehe
125 g Risottoreis
1 EL Butter
100 g Radicchio
Salz
ca. 100 ml Weißwein
¼ l Gemüsebrühe
Pfeffer
40 g Parmesan

Zubereitung

1 Die Zwiebel und die Knoblauchzehe schälen und fein würfeln. Den Reis unter fließendem kaltem Wasser waschen.

2 Die Butter schmelzen lassen, die Zwiebel- und Knoblauchwürfel bei milder Hitze glasig dünsten und den Reis dazugeben.

3 Den Radicchio waschen, putzen und in schmale Ringe schneiden. Die Hälfte zum Reis geben, kurz mitdünsten und salzen. Mit dem Wein ablöschen und unter Rühren den Alkohol verdampfen lassen.

4 Die Gemüsebrühe erhitzen, in mehreren Portionen immer so viel zugießen, dass der Reis gerade bedeckt ist, und jeweils unter Rühren verdampfen lassen. Den Reis auf diese Weise bei milder Hitze 20 bis 25 Minuten garen.

5 Den Parmesan reiben und unter den Risotto heben, nochmals mit Salz und Pfeffer abschmecken.

TIPPS & HINWEISE

Radicchio enthält die Vitamine B_1, B_2 und C sowie sehr viel Kalium, Kalzium und Phosphor. Bitterstoffe sind in den roten Sorten in größerer Menge enthalten als in den grünlichen Sorten.

Duftreis „à la Madagaskar"

Süßsauer mit Ananas

Zubereitungszeit: 35 Minuten

Eine Portion enthält:

245 kcal/1024 kJ	54 mg Kalzium
5 g Eiweiß	126 mg Phosphat
3 g Fett	0 µg Vitamin D
49 g Kohlenhydrate	

Zutaten für 2 Portionen

150 g Ananas (Dose)
½ kleine Zwiebel
1 kleine Knoblauchzehe
1 EL Rapsöl
80 g Basmatireis
200 ml Gemüsebrühe
1 TL Sambal Oelek
½ EL Kokosflocken
Salz
Pfeffer

Zubereitung

1 Ananas in Würfel schneiden, Zwiebel und Knoblauchzehe schälen und fein würfeln.

2 Backofen auf 190 °C vorheizen.

3 Öl erhitzen und Zwiebel- und Knoblauchwürfel darin glasig dünsten. Ananas zugeben und mitdünsten. Reis hinzufügen und Brühe zugießen. Sambal Oelek unterrühren und aufkochen lassen.

4 Reis im Ofen zugedeckt 20 Minuten garen. Kokosflocken in einer beschichteten Pfanne ohne Fettzugabe bei mittlerer Hitze goldbraun rösten.

5 Reis aus dem Ofen nehmen, mit Salz und Pfeffer würzen und mit Kokosflocken garnieren.

TIPPS & HINWEISE

Sambals sind dickflüssige Pasten auf Chilibasis. Je nach Rezept variieren die einzelnen Zubereitungen beträchtlich in ihrer Schärfe.

Parmesankartoffeln

Perfekt als Beilage

Zubereitungszeit: 10 Minuten

Eine Portion enthält:

319 kcal/1333 kJ	377 mg Kalzium
14 g Eiweiß	322 mg Phosphat
16 g Fett	0,2 µg Vitamin D
30 g Kohlenhydrate	

Zutaten für 2 Portionen

400 g kleine Kartoffeln, vorwiegend festkochend
2 Knoblauchzehen
1 EL Olivenöl
Salz
Pfeffer
1 Stück Parmesan (ca. 60 g)
1 kleines Bund gemischte Kräuter (z. B. Basilikum, Thymian, Rosmarin)

Zubereitung

1 Die Kartoffeln gründlich waschen und mit Schale ca. 8 Minuten garen.

2 Die Knoblauchzehen schälen und fein hacken, Öl erhitzen und Kartoffeln und Knoblauchwürfel knusprig darin anbraten. Mit Salz und Pfeffer würzen.

3 Den Parmesan reiben, die Kräuter waschen, trocknen und grob hacken. Vor dem Servieren den Parmesan und die Kräuter drüberstreuen.

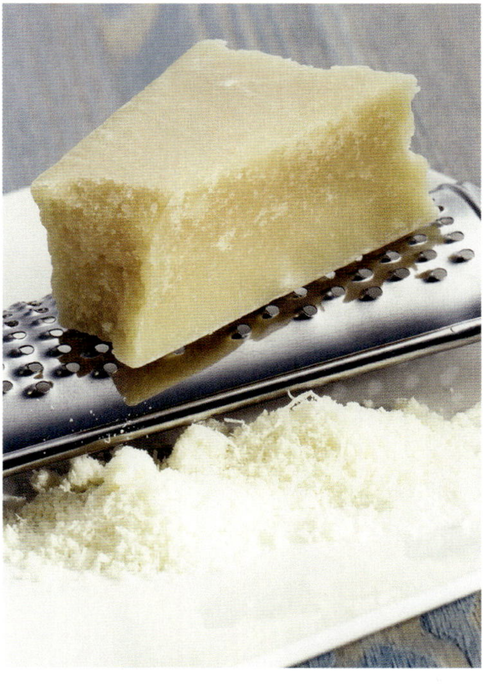

Lauchspaghetti

Lauch enhält viel Vitamin C und Folsäure

Zubereitungszeit: 25 Minuten

Eine Portion enthält:

473 kcal/1975 kJ	317 mg Kalzium
20 g Eiweiß	352 mg Phosphat
22 g Fett	1,4 µg Vitamin D
49 g Kohlenhydrate	

Zutaten für 2 Portionen

250 g Spaghetti
1 kleine Zwiebel
1 Knoblauchzehe
1 Stange Lauch (ca. 300 g)
1 EL Olivenöl
2 EL Schlagsahne
2 kleine Eier
Salz
Pfeffer
Muskatnuss
4 EL Parmesan

Zubereitung

1 Die Spaghetti in kochendem Salzwasser al dente kochen, anschließend abkühlen lassen.

2 Die Zwiebel und die Knoblauchzehe schälen und fein hacken.

3 Die Lauchstange halbieren und unter fließendem kaltem Wasser gründlich waschen. Die Lauchhälften in schmale halbe Ringe schneiden und bei Bedarf nochmals gründlich waschen.

4 Das Öl in einer feuerfesten Pfanne erhitzen und die Zwiebel- und Knoblauchwürfelchen darin anschwitzen, den Lauch dazugeben und kurz mitdünsten. Die Spaghetti in die Pfanne dazugeben und mit anbraten.

5 Die Sahne mit den Eiern gründlich verquirlen, mit Salz, Pfeffer und Muskat abschmecken und in die Pfanne geben.

6 Den Parmesan drüberstreuen und im Backofen bei 180 °C so lange garen, bis die Eier gestockt sind (ca. 10 Minuten).

TIPPS & HINWEISE

Servieren Sie zu den Lauchspaghetti unsere schnelle Tomatensauce auf Seite 105. Variieren Sie die Spaghetti mit anderen kalziumreichen Gemüsesorten wie Brokkoli oder Fenchel.

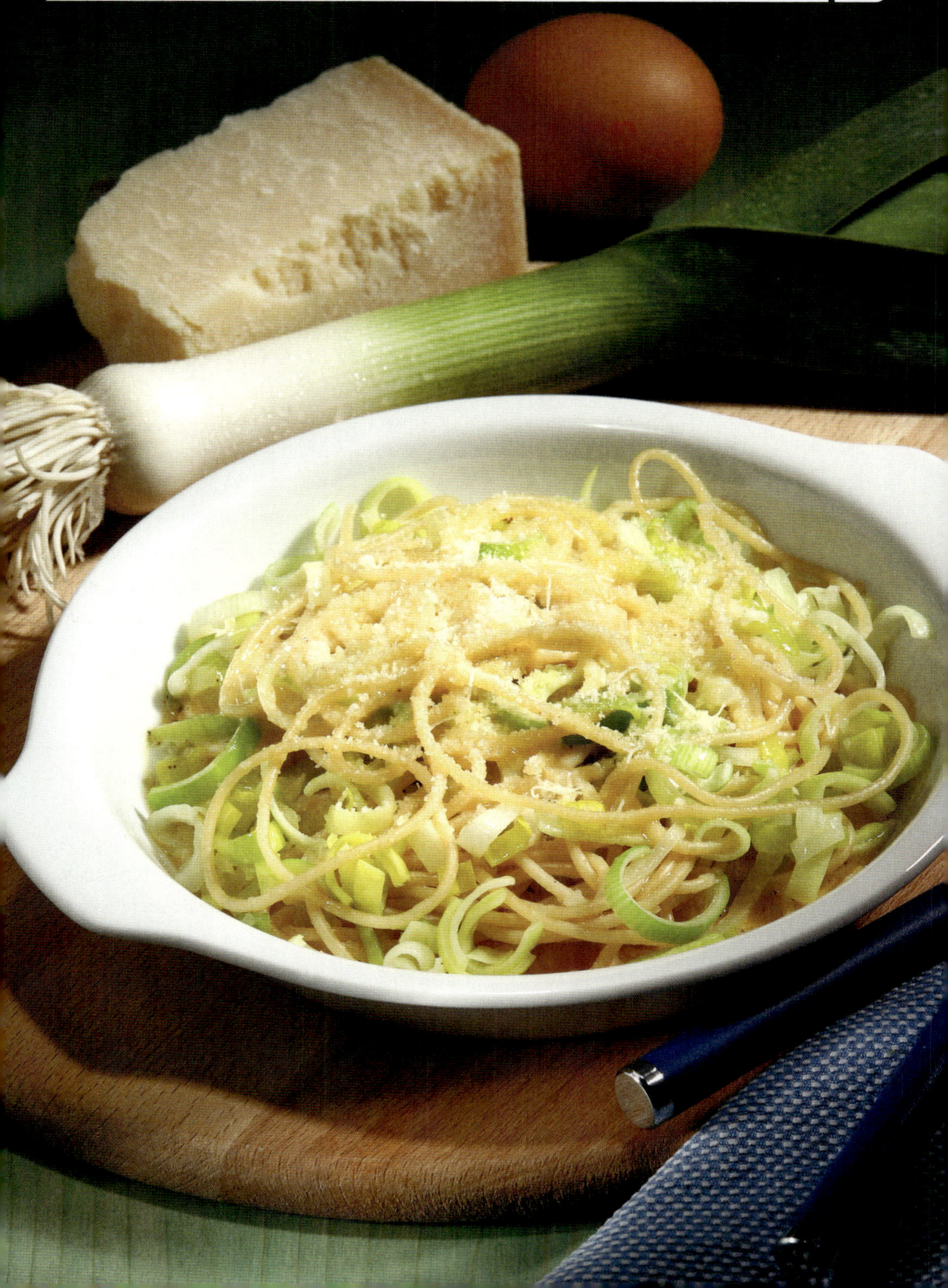

Kartoffeln Limburger Art

Leckere Beilage zu Fischgerichten

Zubereitungszeit: 20 Minuten
Garzeit: 35 Minuten

Eine Portion enthält:

223 kcal/932 kJ	117 mg Kalzium
11 g Eiweiß	172 mg Phosphat
6 g Fett	0,1 µg Vitamin D
30 g Kohlenhydrate	

Zutaten für 2 Portionen

400 g mittelgroße festkochende Kartoffeln
½ TL Kümmel
½ TL Paprikapulver
½ Knoblauchzehe
Salz
Pfeffer
1 Stück Limburger, 40 % F.i.Tr. (60 g)

Zubereitung

1 Die Kartoffeln mit der Bürste gründlich waschen und längs halbieren. In einer Schüssel Kümmel, Paprikapulver und die geschälte und durchgepresste Knoblauchzehe mit den Kartoffeln vermischen. Salzen und pfeffern.

2 Mit der Schnittfläche nach oben auf ein Backblech setzen und im Backofen bei 190 °C 30 Minuten backen.

3 Den Käse in Scheiben schneiden und auf die Kartoffeln legen. Weitere 5 Minuten backen, bis der Käse zerlaufen ist.

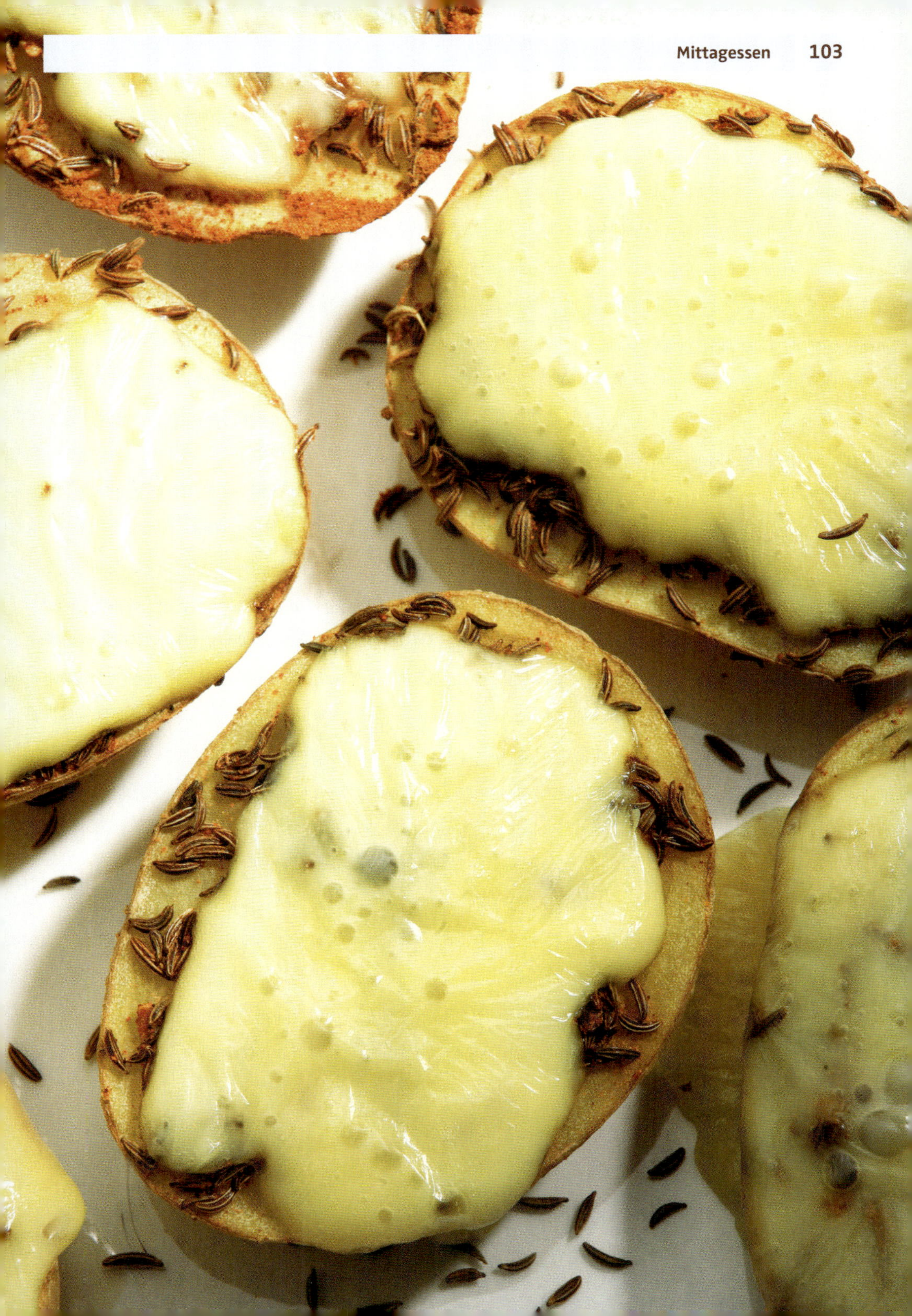

Zitronenpenne mit Pinienkernen

Fruchtige Pastavariante

Zubereitungszeit: 35 Minuten

Eine Portion enthält:

829 kcal/3465 kJ	588 mg Kalzium
29 g Eiweiß	581 mg Phosphat
59 g Fett	0,4 µg Vitamin D
46 g Kohlenhydrate	

Zutaten für 2 Portionen

2 gehäufte EL Pinienkerne
1 Biozitrone
½ Bund Petersilie
1 Stück Parmesan (ca. 60 g)
1 Stück Pecorino (ca. 30 g)
4 EL Olivenöl
Salz
Pfeffer
250 g Penne (Hartweizengrieß)

Zubereitung

1 Die Hälfte der Pinienkerne in einem Mörser zu einer Paste zerstoßen. Die restlichen Kerne mit dem Saft der Zitrone in einer großen, hitzebeständigen Schüssel verrühren.

2 Petersilie waschen, trocknen und hacken. Die beiden Käsesorten fein reiben. Käse, Petersilie und Öl in die Schüssel geben und verrühren. Mit Salz und Pfeffer würzen.

3 Einen großen Topf mit Salzwasser aufsetzen. Die hitzebeständige Schüssel als Deckel auf den Kochtopf setzen. Sobald das Wasser sprudelnd kocht, Schüssel wieder vom Topf nehmen.

4 Penne nach Packungsanleitung al dente garen. Abgießen und einen Teil des Kochwassers auffangen.

5 Die Penne in der Schüssel mit der Sauce mischen und nach und nach Kochwasser hinzufügen, bis die Sauce geschmeidig ist.

6 Die Nudeln mit Salz und Pfeffer abschmecken.

Schnelle Tomatensauce

Verfeinert viele Hauptgerichte

Zubereitungszeit: 10 Minuten

Eine Portion enthält:

123 kcal/513 kJ	45 mg Kalzium
2 g Eiweiß	65 mg Phosphat
8 g Fett	0 µg Vitamin D
9 g Kohlenhydrate	

Zutaten für 2 Portionen

1 kleine Zwiebel
1 kleine Knoblauchzehe
1 EL Olivenöl
2 TL Tomatenmark
1 Dose gewürfelte Tomaten
1 TL Zucker
1 EL Balsamicoessig
Salz
Pfeffer
Basilikumblättchen

Zubereitung

1 Die Zwiebel und die Knoblauchzehe schälen und fein hacken. Das Öl in einem kleinen Topf erhitzen und die Zwiebel- und Knoblauchwürfelchen darin anschwitzen. Das Tomatenmark dazugeben und mitanbraten. Die Tomaten aus der Dose dazugeben und mit Zucker, Balsamicoessig und den Gewürzen abschmecken.

2 Die Basilikumblättchen waschen, abtupfen und kleingehackt über die Sauce streuen.

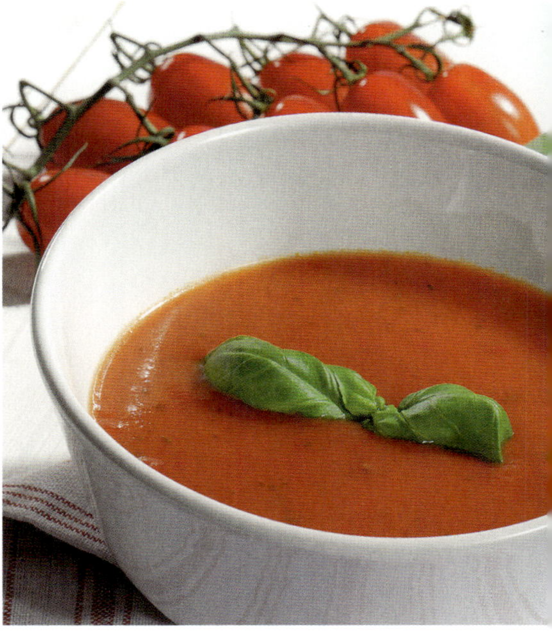

ABENDESSEN

Marinierter Mozzarella

Caprese einmal anders

Zubereitungszeit: 10 Minuten
Marinierzeit: 1–2 Stunden

Eine Portion enthält:

234 kcal/979 kJ	252 mg Kalzium
12 g Eiweiß	197 mg Phosphat
20 g Fett	0,2 µg Vitamin D
2 g Kohlenhydrate	

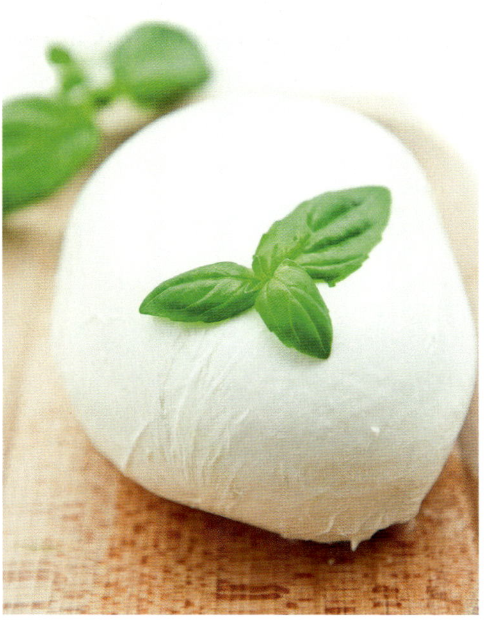

Zutaten für 2 Portionen

1 Kugel Mozzarella
1 kleine blaue Zwiebel
6 Kirschtomaten
1 EL Olivenöl
1 EL weißer Balsamicoessig
Salz
Pfeffer
1 Handvoll frische Basilikumblättcher

Zubereitung

1 Mozzarella in schmale Scheiben schneiden. Zwiebel schälen und in feine Würfel schneiden. Tomaten waschen, halbieren und ebenfalls fein würfeln. Beides mischen und mit Öl, Essig, Salz und Pfeffer würzen.

2 Mozzarellascheiben mit der Tomaten-Zwiebel-Mischung beträufeln und 1 bis 2 Stunden marinieren.

Lauchsalat mit Äpfeln und Walnüssen

Besonders reich an Vitalstoffen

Zubereitungszeit: 20 Minuten

Eine Portion enthält:

233 kcal/974 kJ	158 mg Kalzium
5 g Eiweiß	126 mg Phosphat
15 g Fett	0 µg Vitamin D
18 g Kohlenhydrate	

Zutaten für 2 Portionen

1 kleine Stange Lauch
1 großer Apfel
1 EL Zitronensaft
1 EL Raps- oder Walnussöl
1 EL weißer Balsamicoessig
2 EL Apfelsaft
Salz
Pfeffer
1 EL Walnüsse

Zubereitung

1 Den Lauch putzen, halbieren, unter fließendem kalten Wasser gründlich waschen und in halbe Ringe schneiden. Den Lauch in reichlich Salzwasser 2 bis 3 Minuten blanchieren, abgießen und gut abtropfen lassen.

2 Den Apfel waschen, putzen, entkernen und in Würfel schneiden, die Apfelwürfel sofort mit Zitronensaft beträufeln.

3 Aus Öl, Essig, Apfelsaft und den Gewürzen ein Dressing herstellen und über die Lauchringe und Apfelwürfel gießen. Alles gut vermengen und mit den grob zerkleinerten Nüssen garnieren.

Rote-Bete-Salat aus Kreta

Mit Walnüssen

Zubereitungszeit: 25 Minuten
Garzeit: 45 Minuten
Marinierzeit: 1 Stunde

Eine Portion enthält:

473 kcal/1978 kcal	210 mg Kalzium
8 g Eiweiß	241 mg Phosphat
37 g Fett	0,1 µg Vitamin D
26 g Kohlenhydrate	

Zutaten für 2 Portionen

500 g Rote Bete (vorgekocht)
2 Knoblauchzehen
2 TL Walnüsse
200 g Naturjoghurt, 3,5 % Fett
4 EL Olivenöl
2 EL Essig
Salz
Pfeffer

Zubereitung

1 Die Rote Bete schälen und in Würfel schneiden.

2 Die Knoblauchzehen schälen und fein hacken. Die Nüsse grob hacken und den Joghurt mit den Knoblauchwürfeln, Nüssen und dem Öl vermischen.

3 Das Dressing mit Salz und Pfeffer würzen und über die Rote-Bete-Würfel gießen. Den Salat ca. 1 Stunde durchziehen lassen.

TIPPS & HINWEISE

Obwohl Rote Bete eine oxalsäurereiche Gemüsesorte ist, müssen Sie nicht komplett darauf verzichten. Allerdings sollten Sie bei den restlichen Mahlzeiten darauf achten, nicht weitere oxalsäurereiche Lebensmittel (z. B. Rhabarber, Spinat, Mangold, Nüsse, Kakao, Schokolade) zu essen.

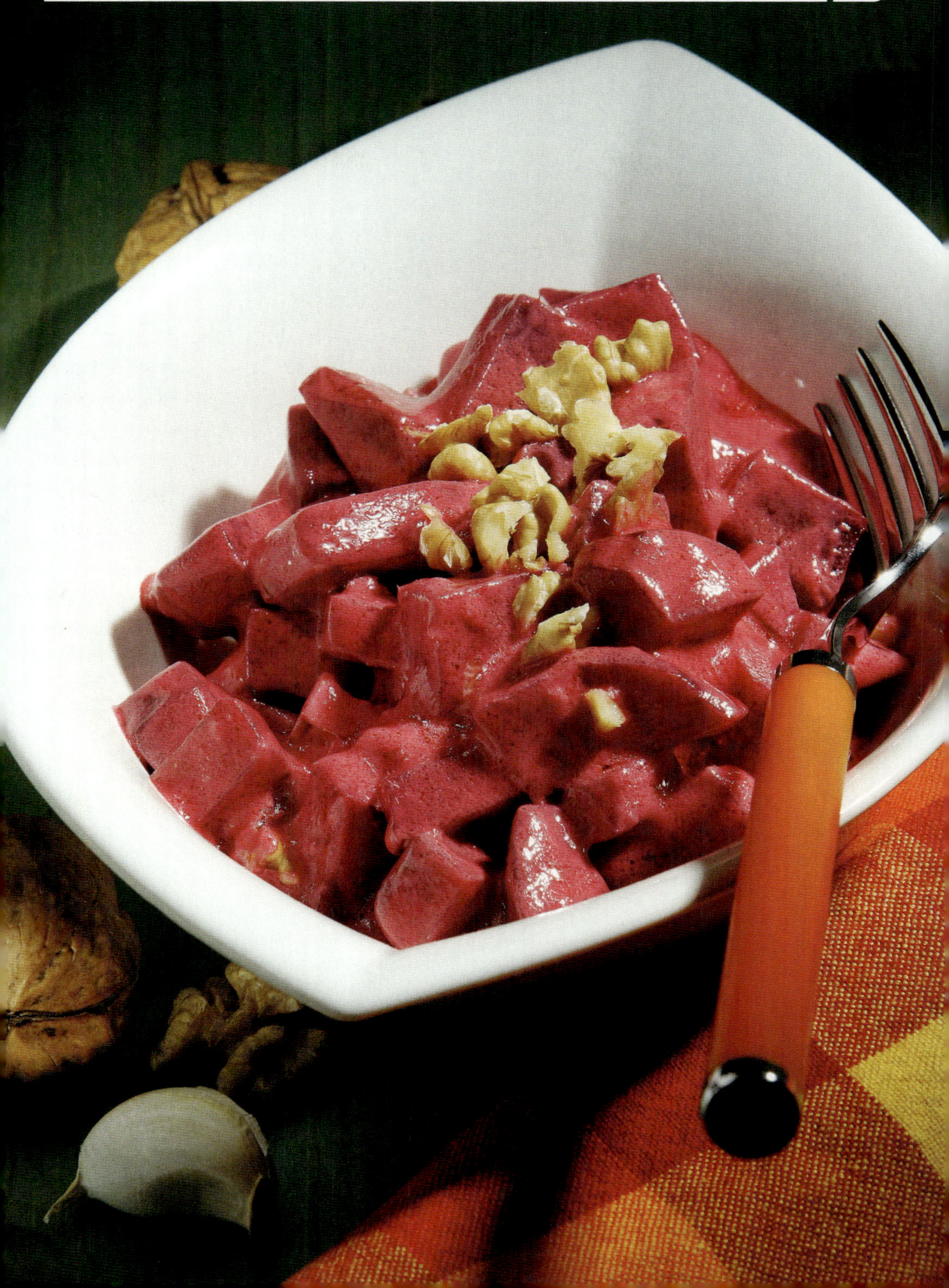

Käse-Sellerie-Salat

Mit Gorgonzola

Zubereitungszeit: 15 Minuten
Marinierzeit: 15 Minuten

Eine Portion enthält:

319 kcal/1333 kJ	556 mg Kalzium
15 g Eiweiß	367 mg Phosphat
26 g Fett	0,6 µg Vitamin D
5 g Kohlenhydrate	

Zutaten für 2 Portionen

1 Stangensellerie (ca. 400 g)
6 schwarze Oliven
1 Stück Gouda, 45 % F.i.Tr. (ca. 100 g)
1 EL Essig (z. B. weißer Balsamicoessig)
1 EL Rapsöl
½ TL Dijonsenf
Salz
Pfeffer
1 Prise Zucker
1 EL Schnittlauchröllchen

Zubereitung

1 Selleriestangen waschen, die Fäden abziehen, etwas vom Blattgrün beiseitelegen. Die Selleriestangen in dünne Scheiben schneiden. Die abgetropften Oliven vierteln. Den Käse in kleine Würfel schneiden. Alle vorbereiteten Zutaten locker in einer Schüssel mischen.

2 Aus Essig, Öl und Senf ein Salatdressing herstellen, mit Salz, Pfeffer und Zucker würzen.

3 Das Dressing über die Salatzutaten gießen, Schnittlauchröllchen drüberstreuen und gut vermischen.

4 Den Salat 15 Minuten ziehen lassen und mit Selleriegrün garnieren.

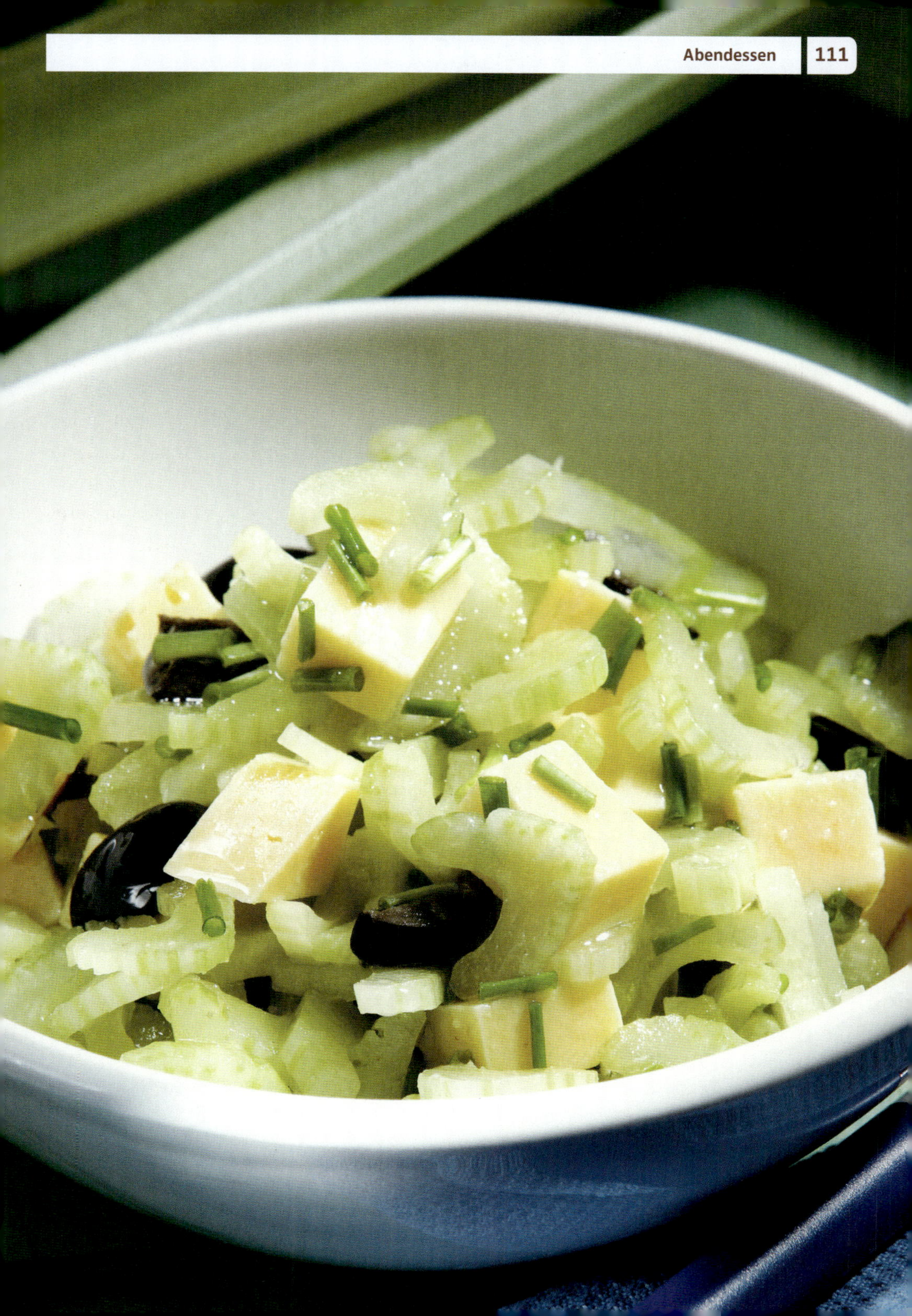

Blumenkohlcremesuppe

Mit Parmesantoast

Zubereitungszeit: 10 Minuten
Garzeit: 25 Minuten

Eine Portion enthält:

331 kcal/1384 kJ	412 mg Kalzium
16 g Eiweiß	369 mg Phosphat
16 g Fett	0,5 µg Vitamin D
31 g Kohlenhydrate	

Zutaten für 2 Portionen

200 g Blumenkohl, tiefgekühlt
2 TL Butter
2 TL Mehl
500 ml Milch, 1,5 % Fett
Salz, Pfeffer, Muskatnuss
1 EL geh. Petersilie
2 Toast
1 Stück Parmesan (ca. 20 g)

Zubereitung

1 Blumenkohl in wenig Salzwasser ca. 10 Minuten köcheln lassen. Butter in einem Topf schmelzen, Mehl darüberstäuben und mit dem Schneebesen verrühren. Etwas Milch zugießen und kräftig mit dem Schneebesen weiter rühren, sodass eine cremige Masse entsteht. Restliche Milch zugeben und ca. 5 Minuten köcheln lassen.

2 Suppe mit Salz, Pfeffer und Petersilie abschmecken, Blumenkohl zugeben und mit einem Pürierstab glatt mixen.

3 Backofen auf Grillfunktion einstellen. Toastscheiben auf ein Backblech legen, Parmesan fein reiben und Toastscheiben damit bestreuen. Im heißen Ofen 5 bis 10 Minuten backen, bis der Käse geschmolzen ist und eine knusprige, goldgelbe Kruste entstanden ist.

4 Suppe evtl. nochmals mit Salz, Pfeffer und Muskatnuss abschmecken und mit dem Parmesantoast servieren.

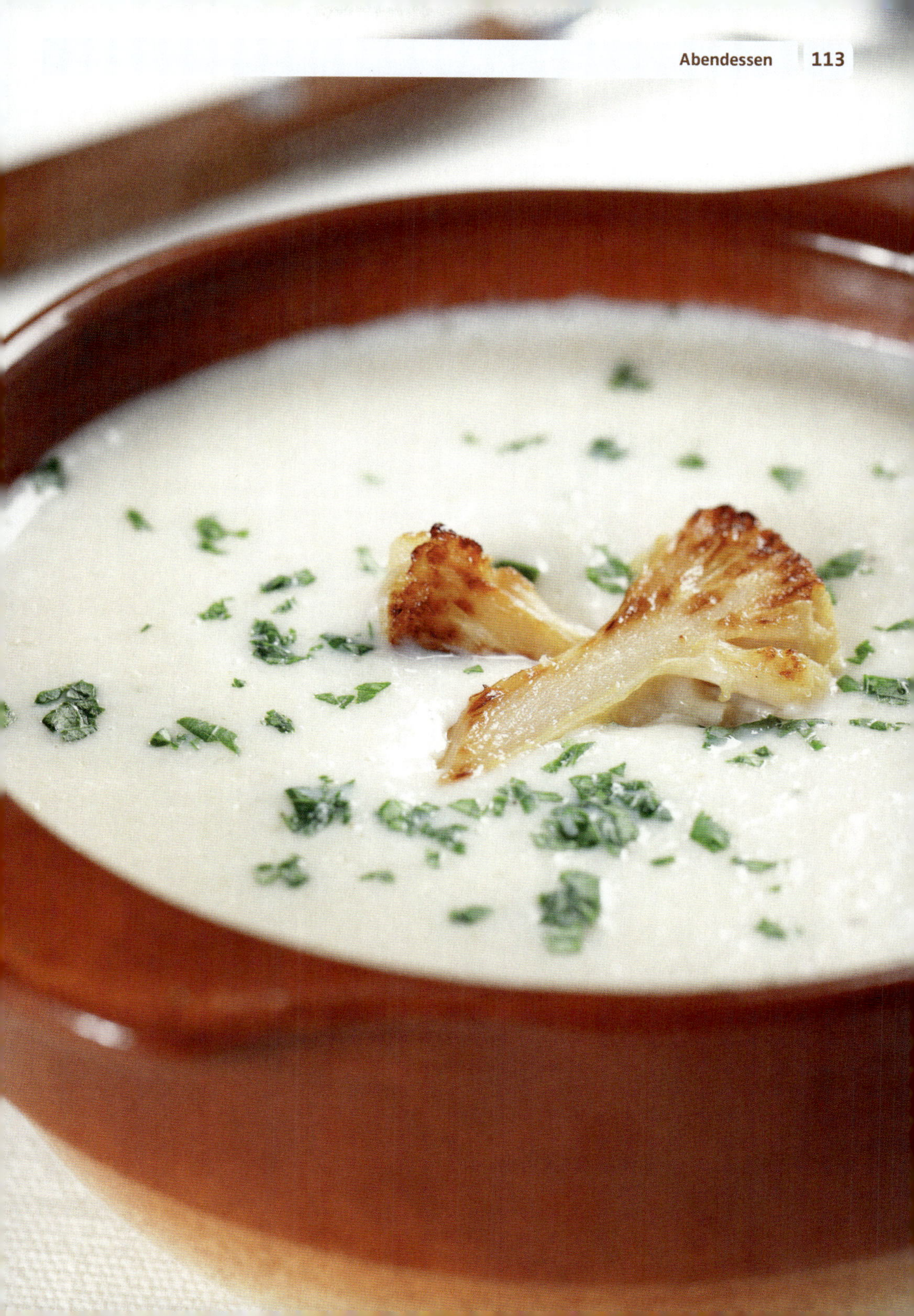

Brokkolisalat

Pikant mit Honig und Curry

Zubereitungszeit: 15 Minuten
Garzeit: ca. 8 Minuten

Eine Portion enthält:

156 kcal/652 kJ	339 mg Kalzium
10 g Eiweiß	274 mg Phosphat
7 g Fett	0,2 µg Vitamin D
12 g Kohlenhydrate	

Zutaten für 2 Portionen

400 g Brokkoli
150 ml Gemüsebrühe
6 Frühlingszwiebeln (ca. 60 g)
4 EL Naturjoghurt, 3,5 % Fett
2 EL Schlagsahne
1 EL Essig
2 TL Zitronensaft
2 TL Honig
¼ TL Curry
Salz
Pfeffer
2 TL Schnittlauchröllchen

Zubereitung

1 Den Brokkoli waschen, putzen und in kleine Röschen teilen. Die Gemüsebrühe zum Kochen bringen und die Brokkoliröschen darin 5 bis 8 Minuten bissfest garen. Herausnehmen und abkühlen lassen.

2 Die Frühlingszwiebeln waschen, putzen und in feine Ringe schneiden.

3 Aus Joghurt, Sahne, Essig, Zitronensaft und Honig ein Dressing anrühren. Mit den Gewürzen abschmecken und das Dressing vorsichtig unter den Brokkoli mischen. Die Schnittlauchröllchen über den Salat streuen.

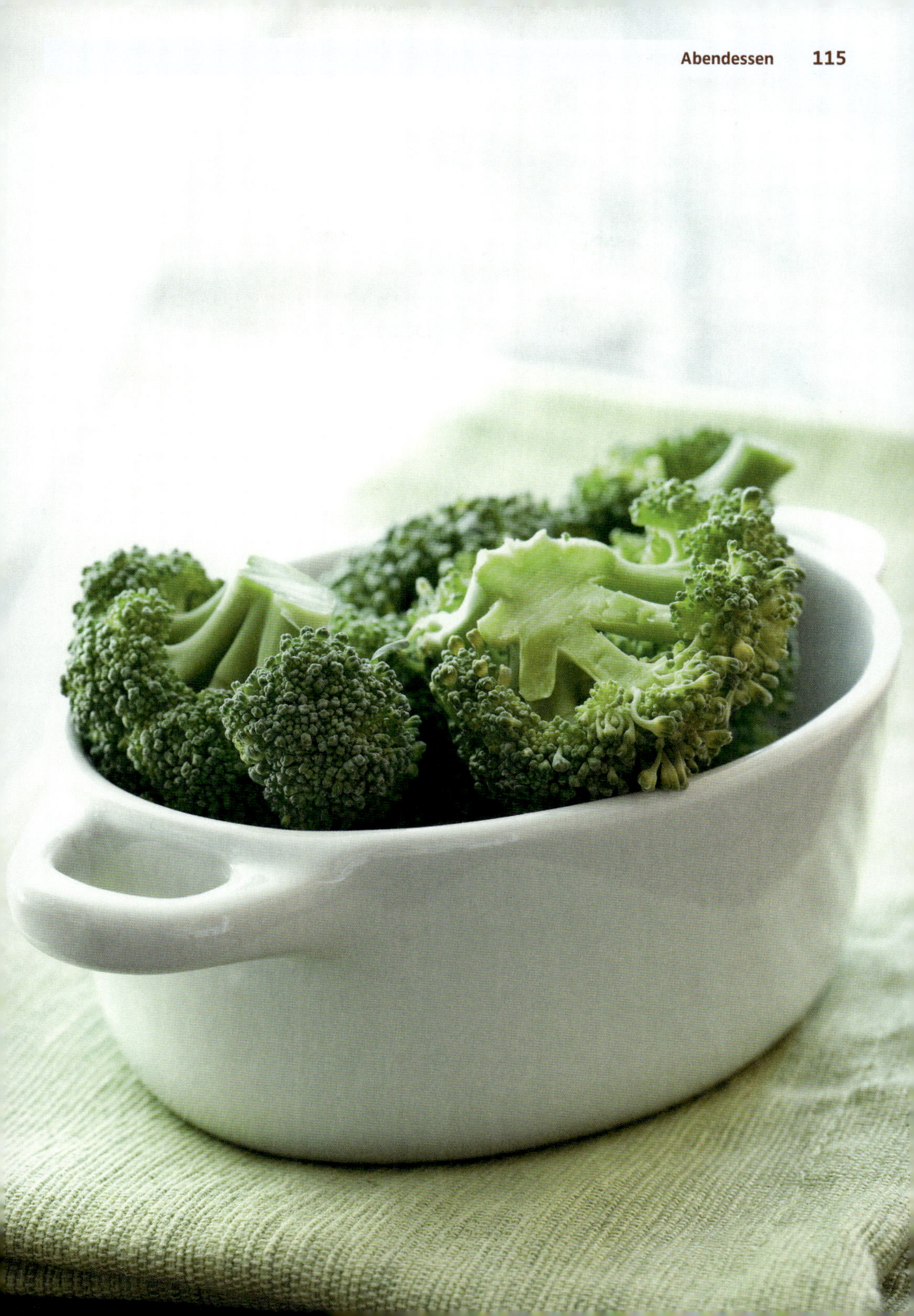

Paprikasalat mit Schafskäse

Enthält viel Vitamin C

Zubereitungszeit: 15 Minuten

Eine Portion enthält:

141 kcal/589 kJ	198 mg Kalzium
9 g Eiweiß	188 mg Phosphat
10 g Fett	0,1 µg Vitamin D
3 g Kohlenhydrate	

Zutaten für 2 Portionen

2 TL Pinienkerne
60 g Schafskäse, 45 % F.i.Tr.
1 rote Paprikaschote
2 TL geh. Petersilie
Pfeffer
½ kleine Chilischote

Zubereitung

1 Pinienkerne in einer beschichteten Pfanne ohne Fettzugabe anrösten, abkühlen lassen und grob hacken.

2 Den Schafskäse zerbröckeln und in eine kleine Schüssel geben. Die Paprikaschote waschen, putzen, entkernen und in kleine Würfel schneiden. Zusammen mit der Petersilie unter den Schafskäse mischen und mit Pfeffer abschmecken.

3 Die Chilischote waschen, halbieren und entkernen. Schoten in feine Würfel schneiden und unter die Masse mischen. Hände anschließend gut waschen!

4 Salat mit den gehackten Pinienkernen bestreuen.

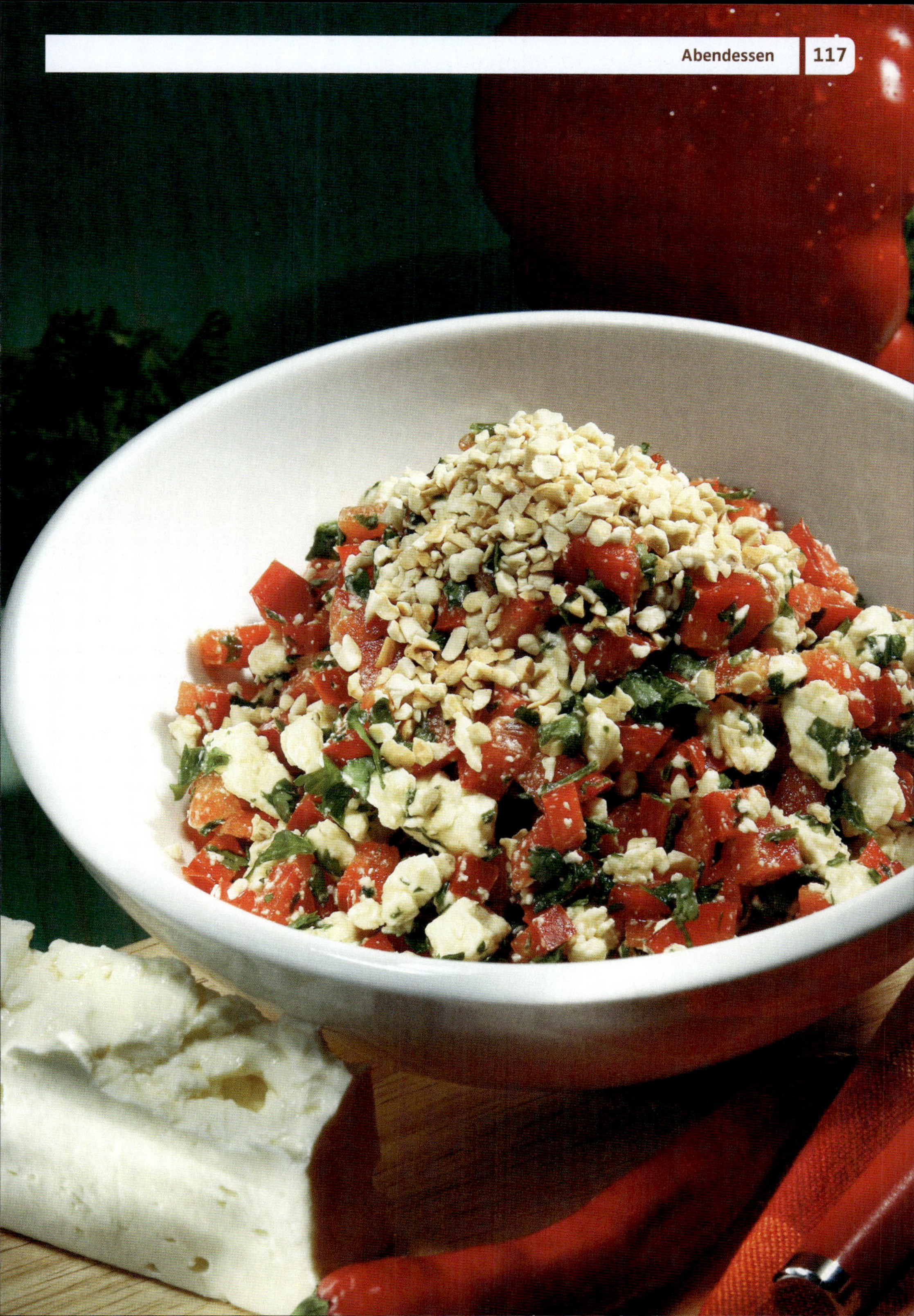

Ricottatomaten

Mit vielen frischen Kräutern

Zubereitungszeit: 15 Minuten

Eine Portion enthält:

148 kcal/619 kJ	207 mg Kalzium
7 g Eiweiß	198 mg Phosphat
12 g Fett	0,2 µg Vitamin D
3 g Kohlenhydrate	

Zutaten für 2 Portionen

2 mittlere Tomaten
4 schwarze Oliven
2 Frühlingszwiebeln
1 kleine Knoblauchzehe
einige Blättchen frisches Basilikum
½ Bund Schnittlauch
125 g Ricotta
Salz
Pfeffer

Zubereitung

1 Die Tomaten waschen, einen Deckel abschneiden und entkernen.

2 Die Oliven in kleine Würfel schneiden, die Frühlingszwiebeln waschen, putzen und in feine Ringe schneiden. Die Knoblauchzehe schälen und fein hacken. Die Kräuter waschen und fein schneiden.

3 Den Ricotta glatt rühren und Oliven, Frühlingszwiebeln, Knoblauchwürfel und Kräuter unterrühren. Die Masse mit Salz und Pfeffer würzen und in die Tomaten füllen.

TIPPS & HINWEISE

Falls Sie keinen Ricotta bekommen, verwenden Sie einfach normalen Doppelrahmfrischkäse.

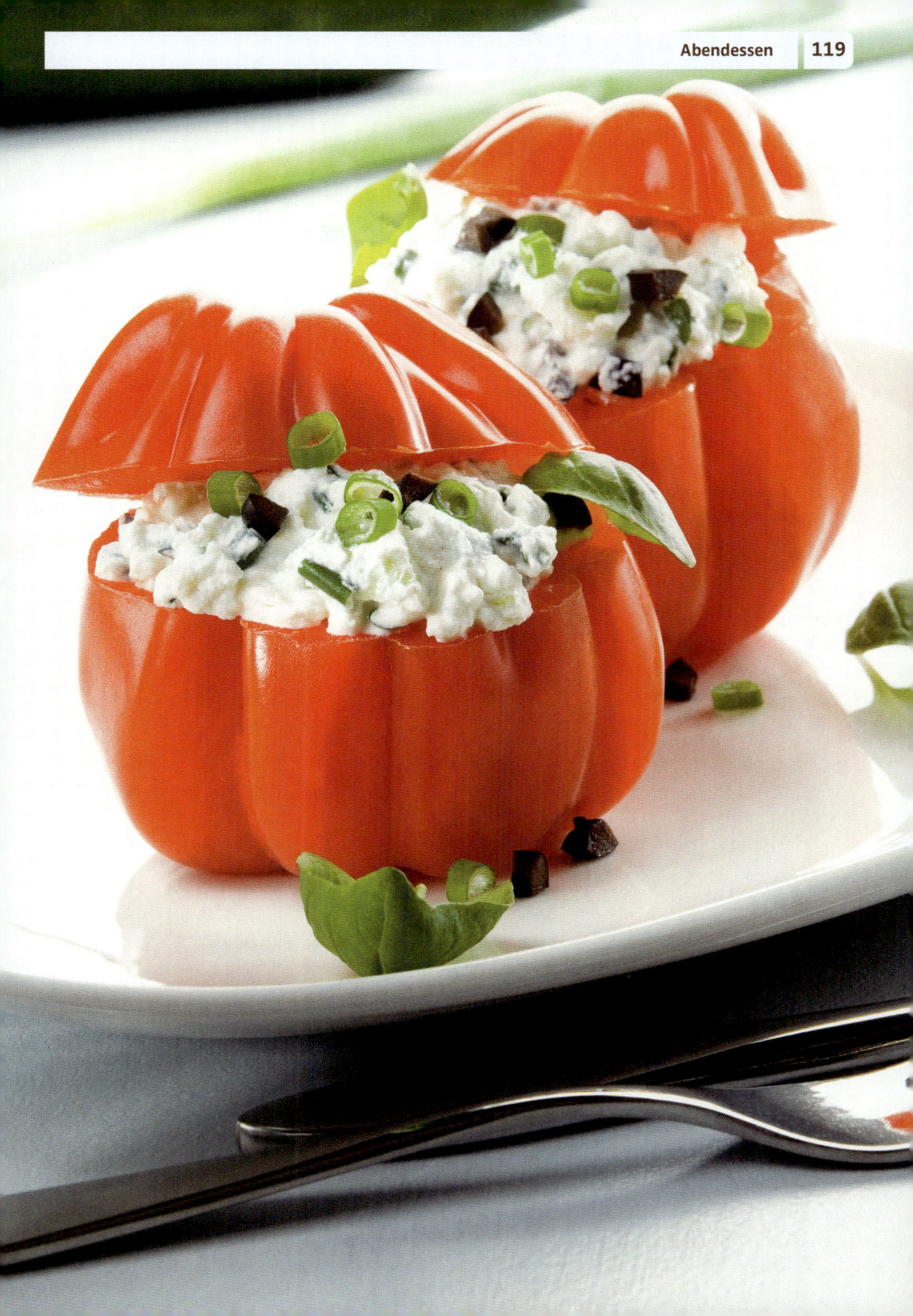

Pizzatoast

Mit gekochtem Schinken

Zubereitungszeit: 10 Minuten
Backzeit: 20 Minuten

Eine Portion enthält:

451 kcal/1885 kJ	599 mg Kalzium
27 g Eiweiß	521 mg Phosphat
24 g Fett	0,2 µg Vitamin D
31 g Kohlenhydrate	

Zutaten für 2 Portionen

4 Scheiben Vollkorntoast
2 Scheiben gekochter Schinken
1 dicke Scheibe Emmentaler, 45 % F.i.Tr. (50 g)
1 rote Paprikaschote
2 EL Schmand
1 EL geh. frische Kräuter
Salz
Pfeffer

Zubereitung

1 Die Toastscheiben auf ein mit Backpapier belegtes Backblech legen. Den Backofen auf 200 °C vorheizen.

2 Den Schinken und den Käse in kleine Würfel schneiden. Die Paprikaschote waschen, putzen, entkernen und die Schoten ebenfalls in kleine Würfel schneiden. Alles miteinander vermischen und mit dem Schmand verrühren.

3 Die Kräuter und die Gewürze untermischen und gut abschmecken.

4 Die Masse auf die Toastscheiben verteilen und im Backofen 15 bis 20 Minuten überbacken.

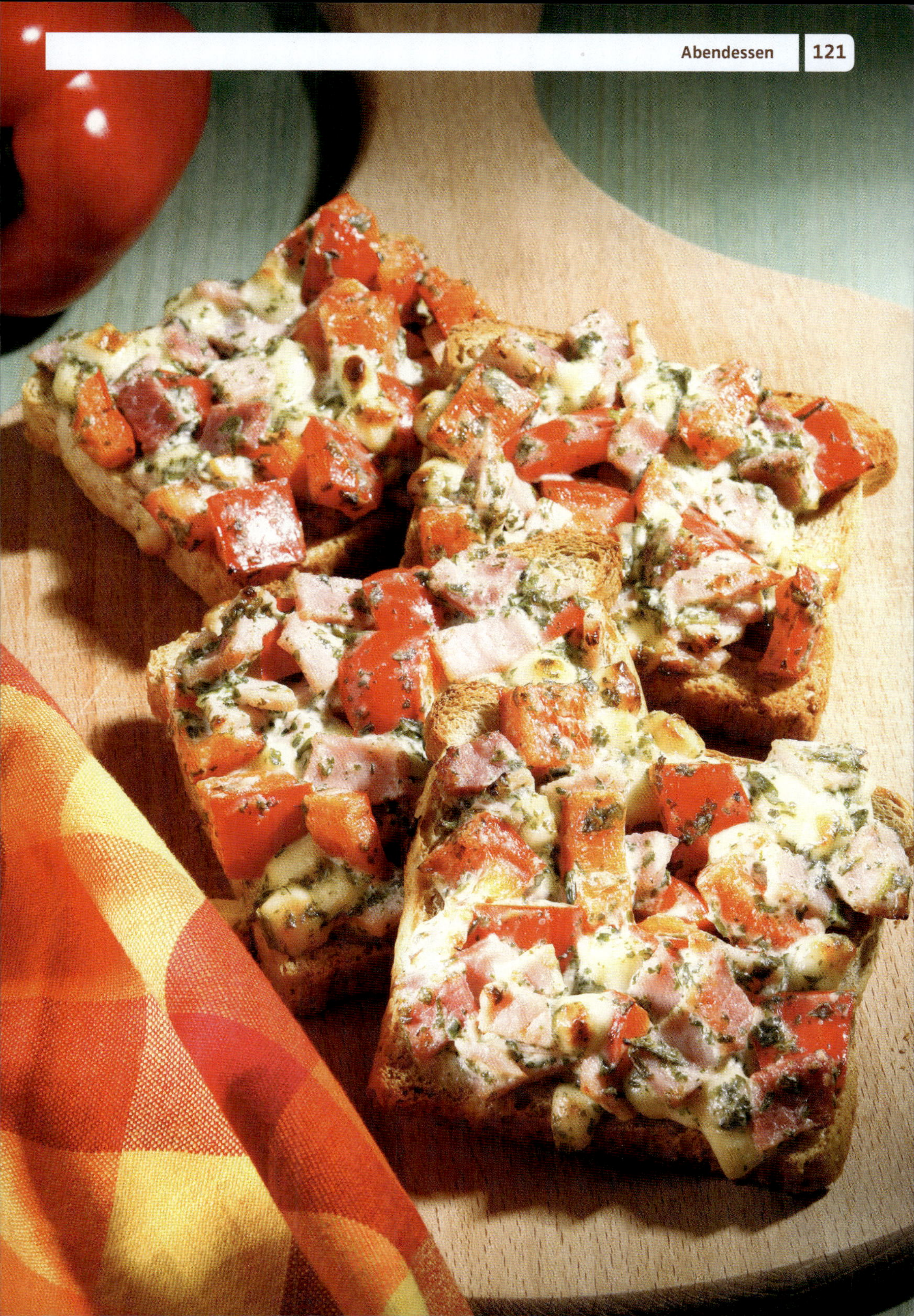

Gebackener Schafskäse

Besonders reich an Kalzium

Zubereitungszeit: 15 Minuten

Eine Portion enthält:

434 kcal/1814 kJ	466 mg Kalzium
21 g Eiweiß	413 mg Phosphat
36 g Fett	1 µg Vitamin D
8 g Kohlenhydrate	

Zutaten für 2 Portionen

200 g Schafskäse, 45 % F.i.Tr.
1 Ei
1 EL Semmelbrösel
2 EL Sojaöl

Zubereitung

1 Den Schafskäse halbieren und abtropfen lassen. Das Ei mit einer Gabel verquirlen, die Käseportionen zuerst im Ei und danach in dem Paniermehl wenden.

2 Das Öl in einer beschichteten Pfanne erhitzen und die Käsestücke darin anbraten.

TIPPS & HINWEISE

Genießen Sie den Schafskäse mit einem knusprigem Vollkornbrötchen und einem griechischem Salat aus aromatischen Tomaten, Gurken, Paprika und Oliven.

Kresseaufstrich

Mit Camembert

Zubereitungszeit: 5 Minuten

Eine Portion enthält:

131 kcal/548 kJ	193 mg Kalzium
7 g Eiweiß	114 mg Phosphat
11 g Fett	0,2 µg Vitamin D
0 g Kohlenhydrate	

Zutaten für 2 Portionen

2 Portionen Camembert, 45 % F.i.Tr.
2 TL Butter
2 gehäufte EL Kresse

Zubereitung

Den Camembert klein schneiden und mit einer Gabel zerdrücken. Die Butter und die Kresse dazugeben und unter den Camembert mischen. Eventuell mit Pfeffer würzen.

TIPPS & HINWEISE

Kresse enthält, wie andere Küchenkräuter, reichlich knochengesunde Mikronährstoffe, z. B. Kalzium.

Toast „Hawaii"

Der Toast-Klassiker

Zubereitungszeit: 5 Minuten
Garzeit: 15 Minuten

Eine Portion enthält:

595 kcal/2487 kJ	703 mg Kalzium
37 g Eiweiß	610 mg Phosphat
27 g Fett	0 µg Vitamin D
48 g Kohlenhydrate	

Zutaten für 2 Portionen

4 Scheiben Vollkorntoast
4 Scheiben gekochter Schinken (ca. 120 g)
4 Ananasscheiben, Dose (200 g)
4 Scheiben Emmentaler, 45 % F.i.Tr.
Curry

Zubereitung

1 Die Toastscheiben auf ein mit Backpapier belegtes Backblech legen.

2 Den Backofen auf 200 °C vorheizen.

3 Die Toastscheiben jeweils mit einer Scheibe Schinken belegen, die abgetropften Ananasscheiben darauf verteilen. Auf jeden Toast etwas Currypulver streuen und mit einer Scheibe Käse belegen.

4 Die Toasts 10 bis 15 Minuten im Ofen überbacken, der Käse sollte zerlaufen sein.

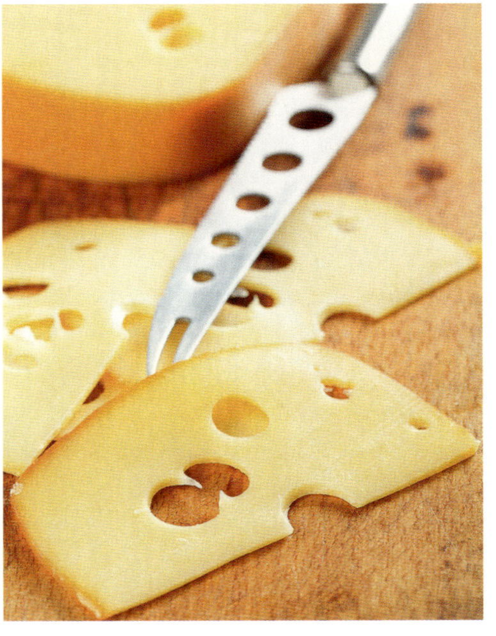

TIPPS & HINWEISE

Da dieses Rezept relativ viel Phosphat liefert, sollten Sie die weitere Lebensmittelauswahl des Tages phosphatarm gestalten. Dabei hilft Ihnen die Tabelle mit phosphatarmen Lebensmitteln auf Seite 43.

Angemachter Käse

Mit Käsevariationen

Zubereitungszeit: 10 Minuten

Eine Portion enthält:

364 kcal/1522 kJ	445 mg Kalzium
23 g Eiweiß	321 mg Phosphat
30 g Fett	0,6 µg Vitamin D
1 g Kohlenhydrate	

Zutaten für 2 Portionen

100 g Limburger, 40 % F.i.Tr.
100 g Camembert, 45 % F.i.Tr.
2 TL weiche Butter
½ kleine Zwiebel
Paprikapulver
Pfeffer
2 EL Schlagsahne
2 TL Schnittlauchröllchen

Zubereitung

1 Die beiden Käsesorten in kleine Würfel schneiden und zusammen mit der Butter in eine kleine Schüssel geben.

2 Die Zwiebel schälen, in feine Würfel schneiden und mit den Gewürzen und der Sahne zu der Käsemasse geben. Alles gut miteinander vermengen und mit den Schnittlauchröllchen bestreuen.

Rührei „Frau Antje"

Auch lecker zum Frühstück

Zubereitungszeit: 10 Minuten

Eine Portion enthält:

235 kcal/982 kJ	372 mg Kalzium
16 g Eiweiß	341 mg Phosphat
19 g Fett	1,9 µg Vitamin D
1 g Kohlenhydrate	

Zutaten für 2 Portionen

2 Eier
2 EL Mineralwasser
Salz
Pfeffer
1 TL Rapsöl
2 Scheiben Emmentaler, 45 % F.i.Tr.
2 TL Schnittlauchröllchen

Zubereitung

1 Die Eier mit dem Mineralwasser verquirlen. Die Masse mit Salz und Pfeffer würzen und das Öl in einer beschichteten Pfanne erhitzen. Die Käsescheiben in schmale Streifen schneiden.

2 Die Eiermasse in das heiße Fett geben und die Eier bei milder Hitze stocken lassen, die Käsestreifen darüberstreuen und zugedeckt schmelzen lassen. Kurz vor dem Servieren das Ei mit einem Pfannenwender zerteilen.

3 Die Schnittlauchröllchen über das Rührei streuen.

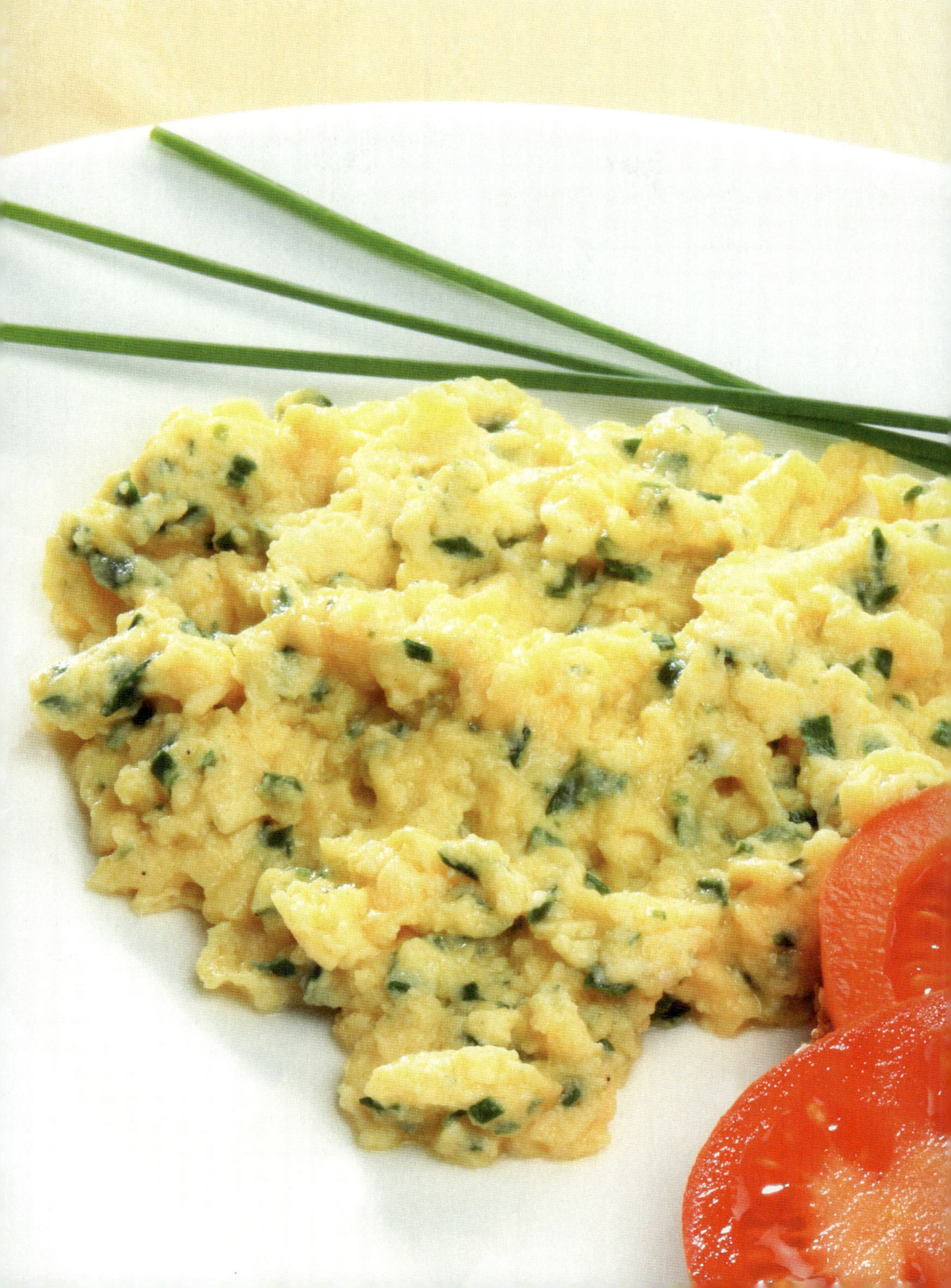

Fruchtige Roquefortcreme

Mit Birne

Zubereitungszeit: 10 Minuten
Garzeit: 8 Minuten

Eine Portion enthält:

247 kcal/1031 kJ	235 mg Kalzium
10 g Eiweiß	174 mg Phosphat
19 g Fett	0,3 µg Vitamin D
8 g Kohlenhydrate	

Zutaten für 2 Portionen

2 EL Apfelsaft
1 EL Zitronensaft
½ kleine Birne
einige frische Rosmarinnadeln
1 TL Honig
2 EL Frischkäse
2 TL saure Sahne, 10 % Fett
Salz
Pfeffer
1 Stück Roquefort (ca. 60 g)

Zubereitung

1 Den Wein mit dem Zitronensaft aufkochen lassen. Die Birne waschen, schälen, entkernen und in kleine Würfel schneiden. Die Birnenwürfel in dem Sud 5 bis 8 Minuten weich dünsten.

2 Die Rosmarinnadeln fein hacken und zusammen mit dem Honig zu den Birnenwürfeln geben.

3 Den Frischkäse mit der Sahne verrühren und mit Salz und Pfeffer abschmecken.

4 Den Roquefort zerbröseln und mit den Birnen locker unter die Frischkäsemasse mischen.

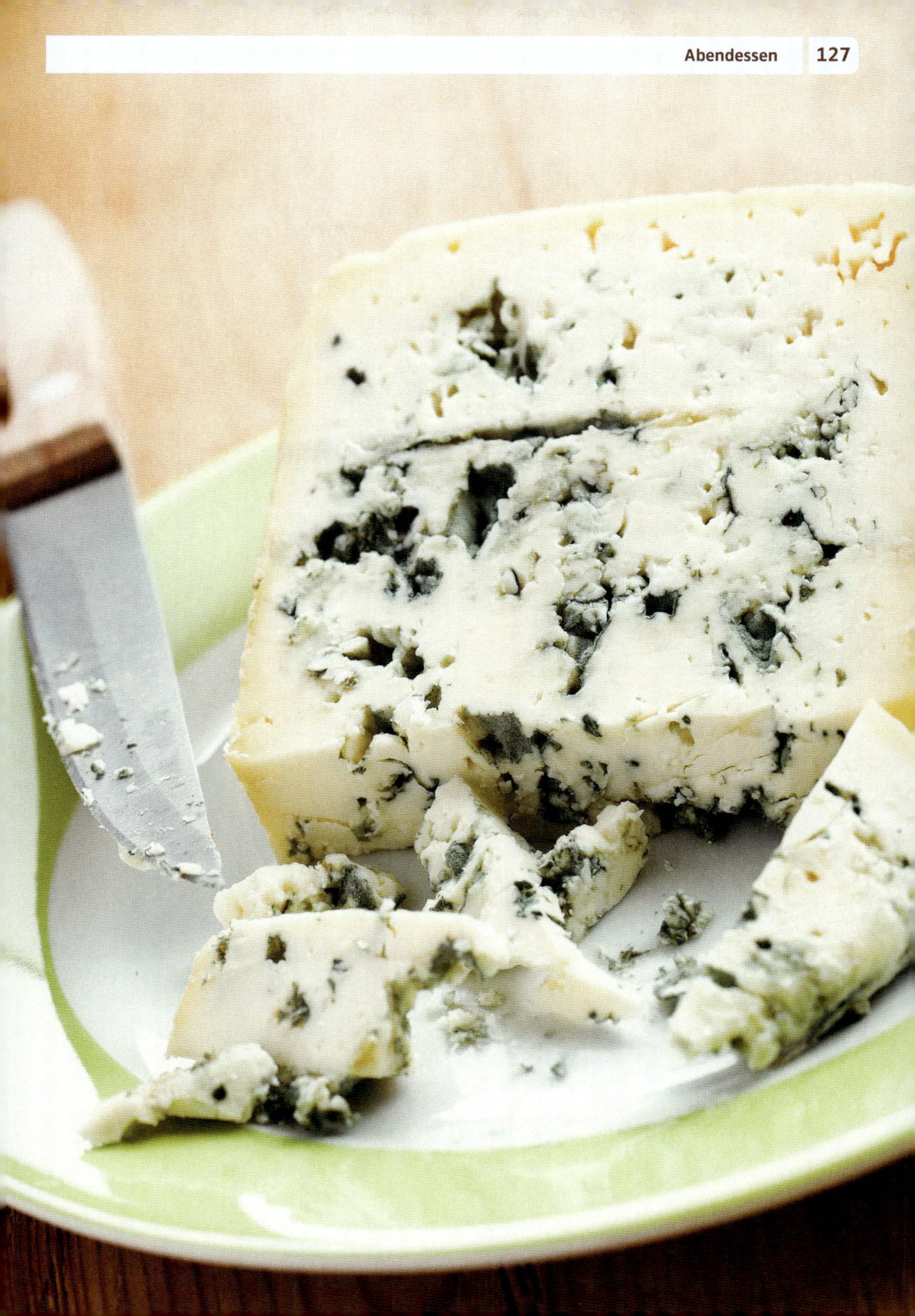

SÜSSE ZWISCHENMAHLZEITEN UND DESSERTS

Zitronencreme

Selbstgemacht besonders lecker

Zubereitungszeit: 10 Minuten
Quellzeit: 5 Minuten
Kühlzeit: 1 Stunde

Eine Portion enthält:

265 kcal/1108 kcal	139 mg Kalzium
6 g Eiweiß	107 mg Phosphat
18 g Fett	0,6 µg Vitamin D
20 g Kohlenhydrate	

Zutaten für 2 Portionen

2 Blatt Gelatine
1 Becher Naturjoghurt, 3,5 % Fett
2 EL Zucker
2 EL Zitronensaft
100 ml Schlagsahne

Zubereitung

1 Die Gelatine in kaltem Wasser einweichen und ca. 5 Minuten quellen lassen.

2 Den Joghurt mit dem Zucker und dem Zitronensaft in einer Schüssel verrühren.

3 Die Gelatine ausdrücken und in der Mikrowelle bzw. im Wasserbad auflösen. Eine kleine Menge der Joghurtmasse unter die Gelatine mischen und danach zu der restlichen Joghurtmasse geben.

4 Die Sahne steif schlagen und zu zwei Dritteln unter die Creme heben. Die Creme in zwei Schälchen füllen und mit der restlichen Sahne verzieren.

5 Die Creme ca. 1 Stunde kalt stellen.

TIPPS & HINWEISE

Falls Sie unter zu hohen Blutfettwerten leiden oder stark übergewichtig sind, tauschen Sie den Vollmilchjoghurt durch fettarmen (1,5 % Fett) Joghurt, den Zucker gegen ½ TL flüssigen Süßstoff aus. Anstelle der Sahne rühren Sie die gleiche Menge Magerquark mit etwas Mineralwasser glatt. Heben Sie den Quark vorsichtig unter die Zitronen-Joghurt-Masse.

Karamellcreme

Mit viel Joghurt

Zubereitungszeit: 20 Minuten
Quellzeit: 5 Minuten
Kühlzeit: 4 Stunden

Eine Portion enthält:

306 kcal/1275 kcal	211 mg Kalzium
7 g Eiweiß	158 mg Phosphat
14 g Fett	0,4 µg Vitamin D
36 g Kohlenhydrate	

Zutaten für 2 Portionen

2 Blatt Gelatine
1 Becher Naturjoghurt, 3,5 % Fett
1 Becher Vanillejoghurt, 3,5 % Fett
2 TL Puderzucker
1 EL Orangensaft
2 EL Zucker
4 EL Schlagsahne

TIPPS & HINWEISE

Falls Sie unter zu hohen Blutfettwerten leiden oder stark übergewichtig sind, tauschen Sie die Vollmilchjoghurts durch fettarme (1,5 % Fett) Joghurts aus.
Den Zucker ersetzen Sie durch 16 Tropfen flüssigen Süßstoff.
Die Karamellsauce bereiten Sie nur aus der Hälfte der aufgelisteten Zutaten zu.

Zubereitung

1 Die Gelatine in kaltem Wasser einweichen und ca. 5 Minuten quellen lassen.

2 Die beiden Joghurtsorten mit dem Puderzucker verrühren.

3 Den Orangensaft erwärmen und die gut ausgedrückte Gelatine darin auflösen. Etwas von der Joghurtmasse zu der flüssigen Gelatine geben und gut verrühren. Die Gelatinemasse unter den Joghurt rühren und nochmals gut verrühren.

4 Die Crememasse in zwei Tassen (à 150 ml) füllen und mindestens 4 Stunden kalt stellen.

5 Den Zucker in einem Topf erhitzen, bis er flüssig geworden ist (karamellisieren). Die Sahne vorsichtig unter Rühren dazugeben und solange Rühren, bis der Zucker wieder flüssig ist. Karamellsauce zur Seite stellen.

6 Creme am Rand der Tassen mit einem kleinen Messer lösen und die Tassen kurz in heißes Wasser tauchen. Die Creme vorsichtig auf je zwei Dessertteller stürzen und mit der Karamellsauce garnieren.

Grieß-Pfirsich-Dessert

Schmeckt der ganzen Familie

Zubereitungszeit: 10 Minuten
Quellzeit: 5 Minuten

Eine Portion enthält:

249 kcal/1037 kJ	196 mg Kalzium
7 g Eiweiß	175 mg Phosphat
5 g Fett	0,2 µg Vitamin D
43 g Kohlenhydrate	

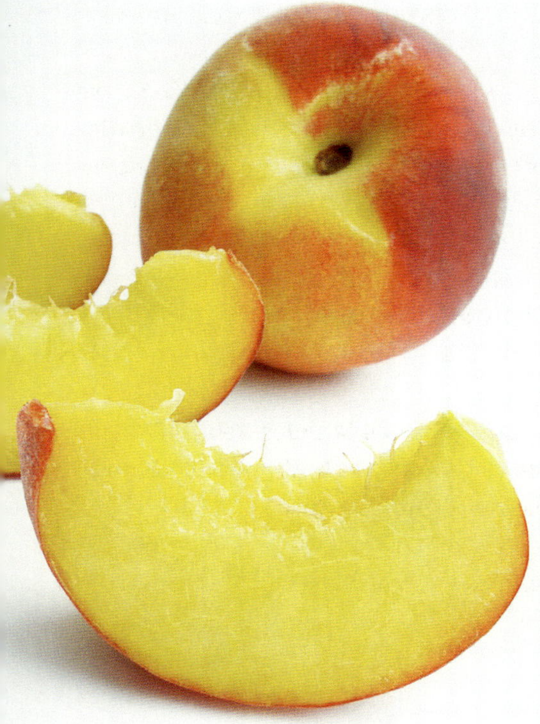

Zutaten für 2 Portionen

250 ml Milch, 3,5 % Fett
¼ Vanilleschote
2 EL Grieß (30 g)
1 EL Zucker
200 g Pfirsichkompott, Dose
4 EL Buttermilch

Zubereitung

1 Die Milch und die aufgeschlitzte Vanilleschote in einen mit kaltem Wasser ausgespülten Topf geben und zum Kochen bringen. Den Grieß und den Zucker einrieseln lassen und 5 Minuten bei ausgeschalteter Herdplatte ausquellen lassen.

2 Das Pfirsichkompott mit der Buttermilch in ein hohes Gefäß geben. Mit einem Pürierstab die Früchte gut durchmixen.

3 In zwei hohe Gläser abwechselnd Grießbrei und Fruchtsauce einfüllen.

TIPPS & HINWEISE

Falls Sie unter zu hohen Blutfettwerten leiden oder stark übergewichtig sind, tauschen Sie die Vollmilch durch fettarme (1,5 % Fett) Milch aus. Den Zucker ersetzen Sie durch 25 Tropfen flüssigen Süßstoff. Fettreduzierte Milch enthält etwas mehr Kalzium als Vollmilch.

Buttermilchtörtchen

Mit Brombeeren

Zubereitungszeit: 20 Minuten
Quellzeit: 5 Minuten
Garzeit: 4 Stunden
Kühlzeit: 4 Stunden

Eine Portion enthält:

329 kcal/1375 kJ	255 mg Kalzium
9 g Eiweiß	203 mg Phosphat
16 g Fett	0,6 µg Vitamin D
35 g Kohlenhydrate	

Zutaten für 2 Portionen

2 Blatt Gelatine
½ Becher Schlagsahne
¼ Vanilleschote
3 EL Zucker
350 ml Buttermilch
100 g Brombeeren

Zubereitung

1 Die Gelatine in kaltem Wasser einweichen und ca. 5 Minuten quellen lassen.

2 Die Hälfte der Sahne in einen kleinen Topf geben. Die Vanilleschote der Länge nach halbieren und das Mark herauskratzen. Mark, Schote und Zucker zu der Sahne geben und bei mittlerer Hitze ca. 5 Minuten unter Rühren köcheln lassen, bis sich der Zucker aufgelöst hat. Topf vom Herd nehmen und Schote herausnehmen.

3 Die Gelatine ausdrücken und in die heiße Sahnemischung geben. Gut verrühren und in eine Schüssel seihen. Buttermilch zugeben und durch ein Sieb in eine Schüssel gießen.

4 Restliche Sahne steif schlagen und vorsichtig unter die Buttermilchmasse heben. Masse auf zwei Förmchen mit je 185 ml Inhalt verteilen.

5 Mindestens 4 Stunden kalt stellen, bis der Pudding fest ist, aber bei Berührung leicht nachgibt.

6 Aus den Förmchen stürzen und mit den geputzten Brombeeren verziert servieren.

Exotischer Obstsalat mit Zimtjoghurt

Mit Mango und Orange

Zubereitungszeit: 10 Minuten

Eine Portion enthält:

198 kcal/827 kJ
4 g Eiweiß
2 g Fett
37 g Kohlenhydrate
139 mg Kalzium
99 mg Phosphat
0 µg Vitamin D

Zutaten für 2 Portionen

250 g frische Ananas
250 g Orange
250 g Mango
4 EL Naturjoghurt, 3,5 % Fett
2 EL Buttermilch
½ TL Zimt
1 EL Honig

Zubereitung

1 Obstsorten schälen, Fruchtfleisch in gleichmäßig große Würfel schneiden. Obstwürfel in einer kleinen Schüssel vermengen.

2 Joghurt, Buttermilch, Zimt und Honig zu einer homogenen Masse verrühren. Obstsalat mit Zimtjoghurt garniert servieren.

Orangentraum

Enthält viel Vitamin C

Zubereitungszeit: 10 Minuten

Eine Portion enthält:

133 kcal/556 kJ
5 g Eiweiß
3 g Fett
20 g Kohlenhydrate
176 mg Kalzium
128 mg Phosphat
0 µg Vitamin D

Zutaten für 2 Portionen

1 Becher Naturjoghurt, 3,5 % Fett
4 EL Buttermilch
2 TL Honig
½ TL Zimt
1 Orange
2 Mandarinen

Zubereitung

1 Den Joghurt mit der Buttermilch glatt rühren und mit Honig und Zimt abschmecken.

2 Die Orange und die Mandarinen schälen und die Früchte in kleine Stücke schneiden.

3 In zwei hohe Gläser schichtweise einfüllen. Als oberste Schicht Joghurtmasse einfüllen und mit etwas Zimtpulver garnieren.

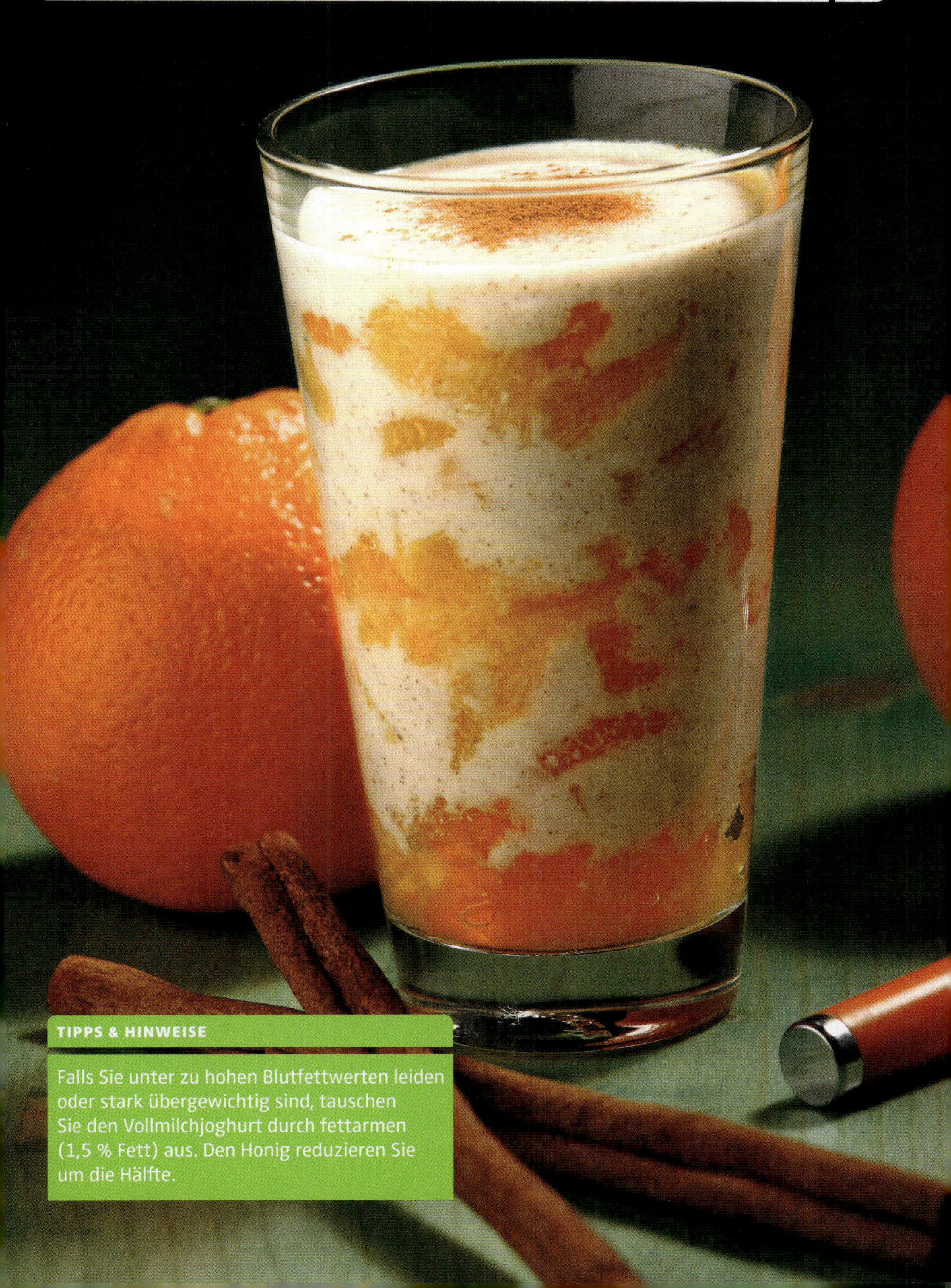

TIPPS & HINWEISE

Falls Sie unter zu hohen Blutfettwerten leiden oder stark übergewichtig sind, tauschen Sie den Vollmilchjoghurt durch fettarmen (1,5 % Fett) aus. Den Honig reduzieren Sie um die Hälfte.

Milchreis mit Karamellpflaumen

Lecker gratiniert

Zubereitungszeit: 30 Minuten
Quellzeit: 30 Minuten

Eine Portion enthält:

387 kcal/1618 kJ	176 mg Kalzium
7 g Eiweiß	177 mg Phosphat
9 g Fett	0,3 µg Vitamin D
68 g Kohlenhydrate	

Zutaten für 2 Portionen

- 250 ml Milch, 3,5 % Fett
- ½ Vanilleschote
- 1 gehäufter EL Zucker
- 4 EL Rundkornreis (ca. 60 g)
- 6 große, reife Pflaumen (ca. 200 g)
- 2 TL Butter
- 2 Schnapsgläser Apfelsaft
- 2 EL brauner Zucker

Zubereitung

1 Die Milch in einem kalt ausgespülten Topf mit der aufgeschlitzten Vanilleschote, Zucker und Reis aufkochen lassen.

2 Den Reis zugedeckt bei milder Hitze 30 Minuten quellen lassen. Dabei öfter umrühren.

3 Reisbrei in zwei Formen füllen, glatt streichen und etwas abkühlen lassen.

4 Die Pflaumen waschen, entsteinen und halbieren. Butter schmelzen lassen und die Pflaumen kurz anbraten, mit Likör ablöschen und kurz köcheln lassen.

5 Pflaumen auf die Formen mit dem Reisbrei verteilen, die Obststücke etwas eindrücken und mit dem braunen Zucker bestreuen.

6 Mit einem Bunsenbrenner gratinieren, bis der Zucker schmilzt und karamellisiert. Kurz abkühlen lassen und servieren.

TIPPS & HINWEISE

Wenn Sie keinen Bunsenbrenner zur Hand haben, stellen Sie die vorbereiteten, feuerfesten Förmchen in den vorgeheizten Backofen mit Grillfunktion und lassen Sie die Förmchen solange im Ofen stehen, bis eine knusprige Zuckerkruste entstanden ist.
Falls Sie unter zu hohen Blutfettwerten leiden oder stark übergewichtig sind, tauschen Sie die Vollmilch durch fettarme (1,5 % Fett) aus. Den Zucker für den Milchreis ersetzen Sie durch einige Tropfen flüssigen Süßstoff. Die Zuckermenge für das Karamellisieren reduzieren Sie um die Hälfte. Den Likör streichen Sie von der Zutatenliste.

Brombeerjoghurt mit Pistazien

Lecker und gesund

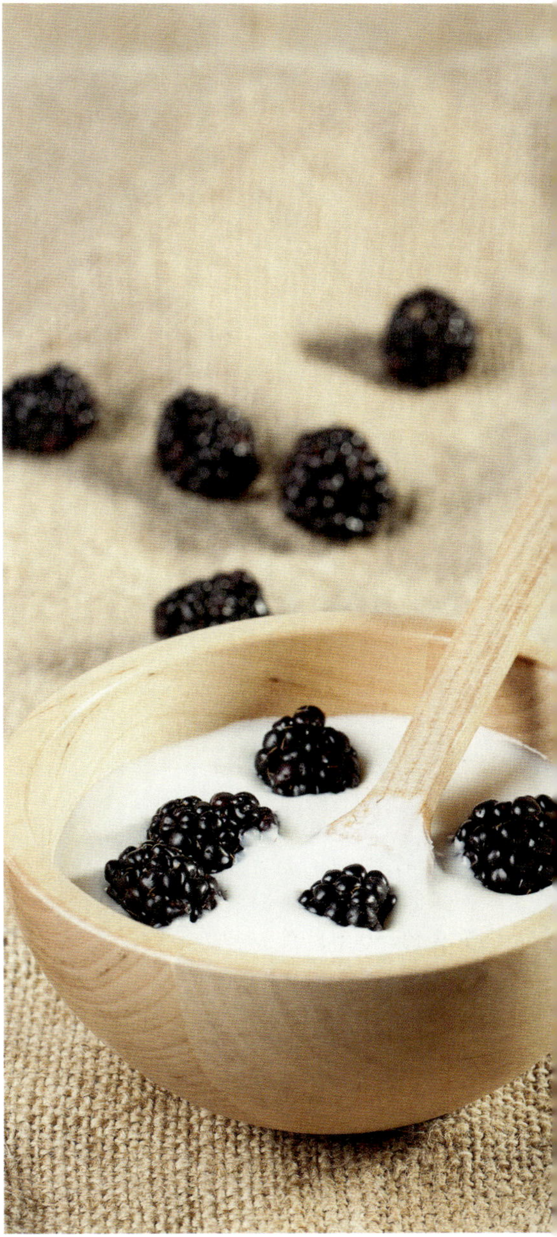

Zubereitungszeit: 10 Minuten

Eine Portion enthält:

193 kcal/808 kJ	234 mg Kalzium
7 g Eiweiß	196 mg Phosphat
9 g Fett	0,1 µg Vitamin D
19 g Kohlenhydrate	

Zutaten für 2 Portionen

150 g frische Brombeeren

2 Becher Naturjoghurt, 3,5 % Fett (300 g)

1 EL Honig

2 TL Pistazien

Zubereitung

1 Brombeeren vorsichtig waschen und verlesen. Joghurt und Honig in einer Schüssel verrühren.

2 Pistazien grob hacken. Brombeeren unter den Joghurt mischen und mit Pistazien bestreut servieren.

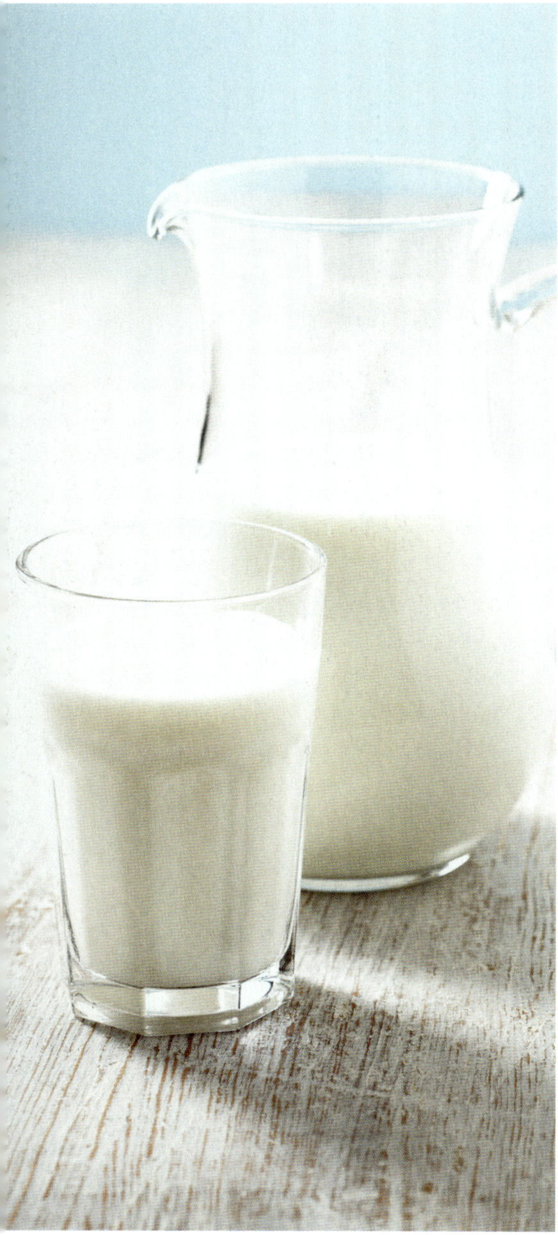

Vanilleshake

Kleine Sünden sind erlaubt

Zubereitungszeit: 10 Minuten

Eine Portion enthält:

230 kcal/957 kJ	265 mg Kalzium
8 g Eiweiß	209 mg Phosphat
13 g Fett	0,7 µg Vitamin D
21 g Kohlenhydrate	

Zutaten für 2 Portionen

400 ml Milch, 3,5 % Fett

1 EL Instant-Vanillepulver

2 Kugeln Vanilleeis (ca. 60 g)

2 EL Schlagsahne

Zubereitung

1 Die gut gekühlte Milch mit dem Vanillepulver verrühren. Milch in zwei hohe Gläser füllen, jeweils 1 Kugel Vanilleeis in jedes Glas geben.

2 Sahne steif schlagen und jedes Glas mit Sahne verzieren.

TIPPS & HINWEISE

Falls Sie unter zu hohen Blutfettwerten leiden oder stark übergewichtig sind, tauschen Sie die Vollmilch durch fettarme (1,5 % Fett) aus. Das Vanilleeis reduzieren Sie um die Hälfte. Die Sahne streichen Sie aus der Zutatenliste.

Erdbeershake mit buntem Pfeffer

Erfrischend und gesund

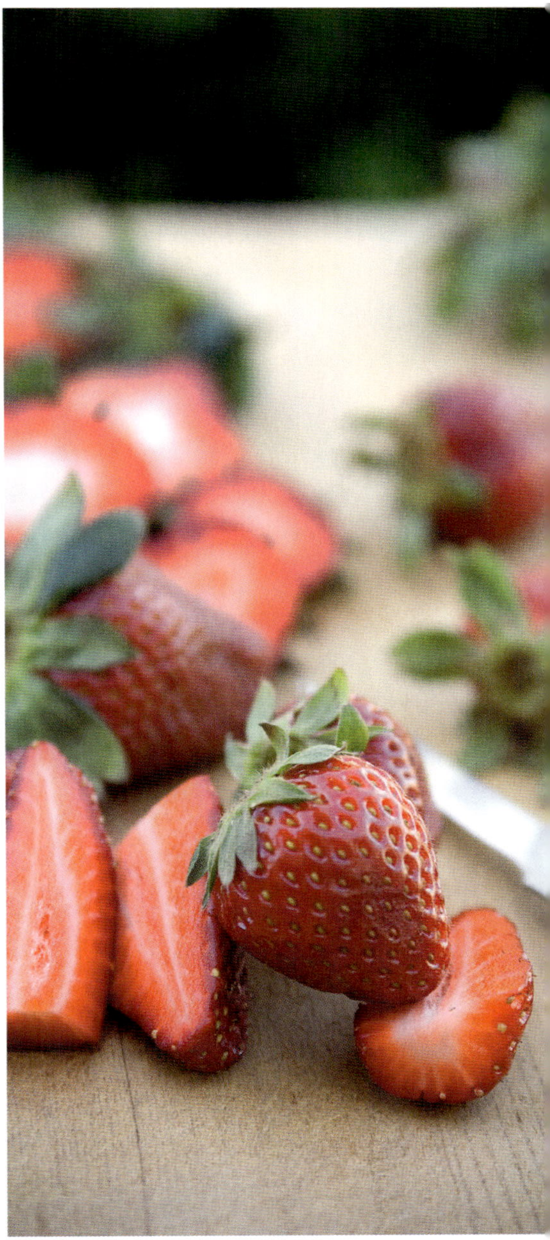

Zubereitungszeit: 5 Minuten

Eine Portion enthält:

160 kcal/669 kJ	265 mg Kalzium
7 g Eiweiß	211 mg Phosphat
7 g Fett	0,3 µg Vitamin D
15 g Kohlenhydrate	

Zutaten für 2 Portionen

200 g frische Erdbeeren
400 ml Milch, 3,5 % Fett
bunter Pfeffer

Zubereitung

1 Die Erdbeeren waschen, putzen und halbieren. Die Früchte in ein hohes Gefäß geben. Mit einem Pürierstab die Früchte gut durchmixen und langsam die Milch dazugießen.

2 Den Shake in zwei hohe Gläser verteilen und nach Belieben mit frisch gemahlenem buntem Pfeffer garnieren.

TIPPS & HINWEISE

Falls Sie unter zu hohen Blutfettwerten leiden oder stark übergewichtig sind, tauschen Sie die Vollmilch durch fettarme (1,5 % Fett) aus.

Geeister Bananendrink

Sommerlicher Milchdrink

Zubereitungszeit: 5 Minuten
Gefrierzeit: 12 Stunden

Eine Portion enthält:

202 kcal/844 kJ	202 mg Kalzium
7 g Eiweiß	180 mg Phosphat
7 g Fett	0,5 µg Vitamin D
28 g Kohlenhydrate	

Zutaten für 2 Portionen

300 ml Milch, 3,5 % Fett
2 kleine Bananen
1 TL Zitronensaft
1 TL Instant-Kaffeepulver
2 Kugeln Vanilleeis

Zubereitung

1 Die Milch am Vortag in einem Eiswürfelbehälter einfrieren.

2 Am nächsten Tag die Bananen schälen, grob zerkleinern und zusammen mit Zitronensaft, Kaffeepulver, Milchwürfel und Vanilleeis in einem Mixglas fein pürieren.

3 Den Drink in zwei hohe Gläser füllen und sofort servieren.

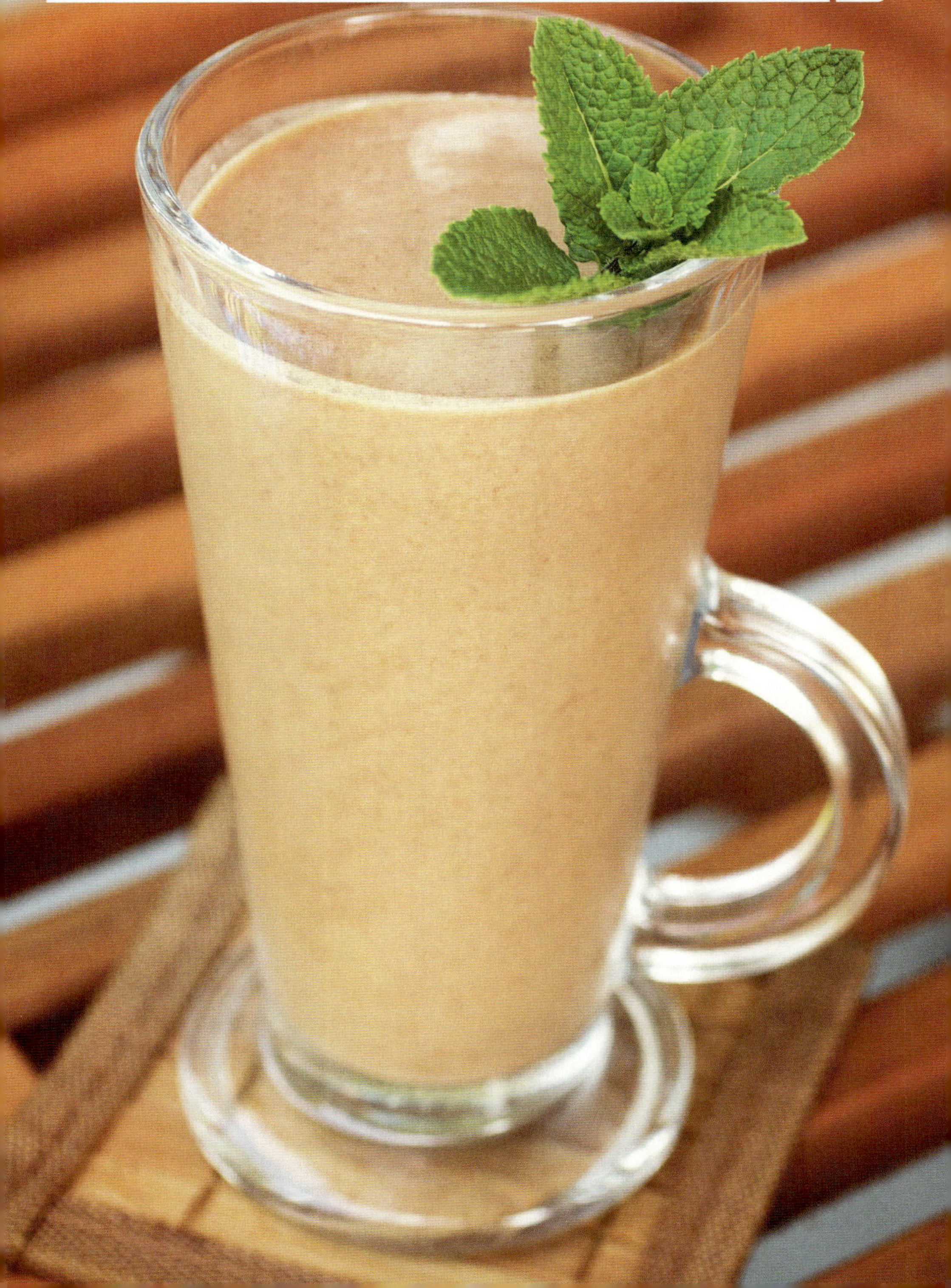

ANHANG

Wichtige Adressen

Kuratorium Knochengesundheit e. V.
Leipziger Straße 6
74889 Sinsheim
Tel.: 07261 92170
E-Mail: info@osteoporose.org
www.osteoporose.org

Bundesselbsthilfeverband für Osteoporose e. V.
Kirchfeldstraße 149
40215 Düsseldorf
Tel.: 0211 3013140
E-Mail: info@osteoporose-deutschland.de
www.osteoporose-deutschland.de

Netzwerk-Osteoporose e. V.
Ludwigstraße 22
33098 Paderborn
Tel.: 05251 280586
E-Mail: buero@netzwerk-osteoporose.de
www.netzwerk-osteoporose.de

DVO Dachverband Osteologie e. V.
Hellweg 92
45276 Essen
Tel.: 0201 3845617
E-Mail: info@dv-osteologie.de
www.dv-osteologie.de

Deutsche Gesellschaft für Ernährung (DGE) e. V.
Godesberger Allee 18
53175 Bonn
Tel.: 0228 3776600
E-Mail: webmaster@dge.de
www.dge.de

Bundeszentrale für gesundheitliche Aufklärung (BzgA)
Ostermerheimer Straße 200
51109 Köln
Tel.: 0221 89920
E-Mail: poststelle@bzga.de
www.bzga.de

Verband der Oecotrophologen e. V. (VDOe)
Reuterstraße 161
53113 Bonn
Tel.: 0228 289220
E-Mail: vdoe@vdoe.de
www.vdoe.de

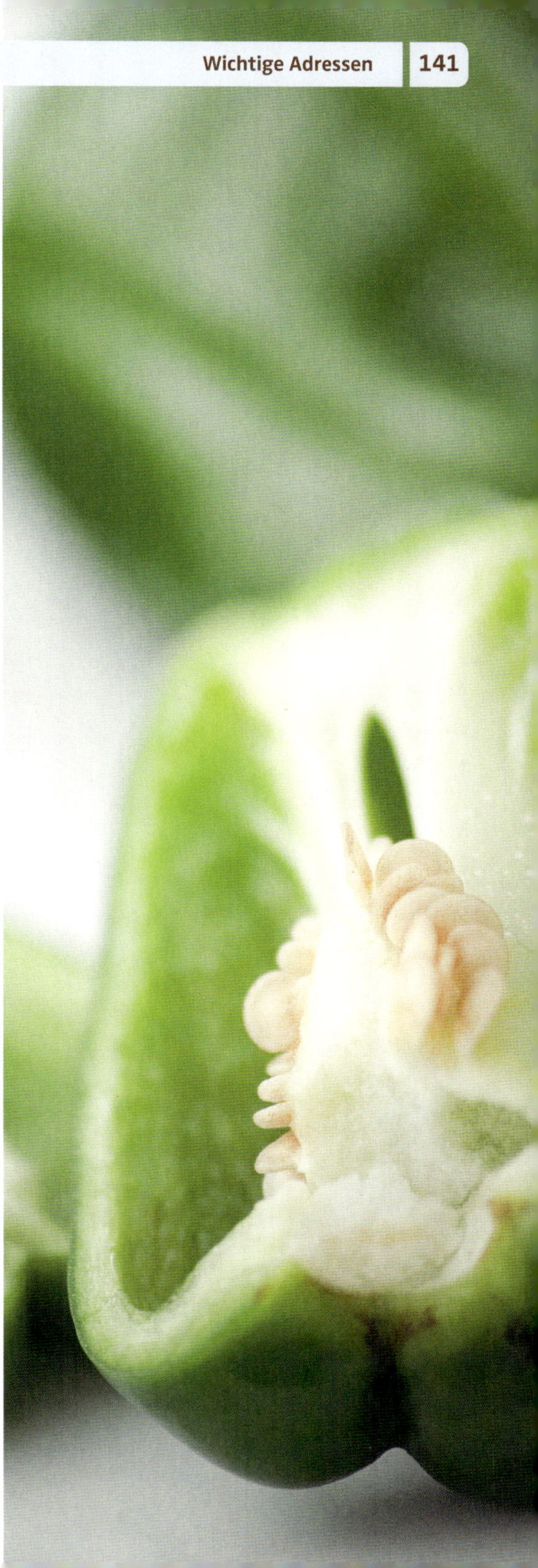

Register

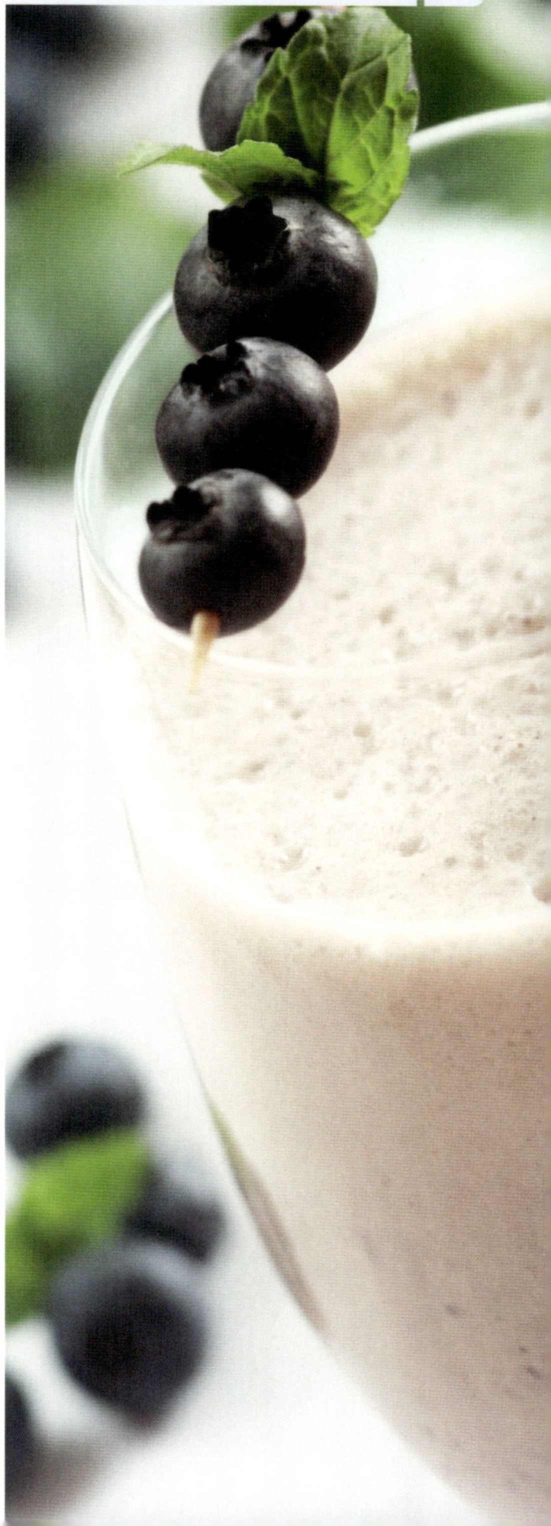

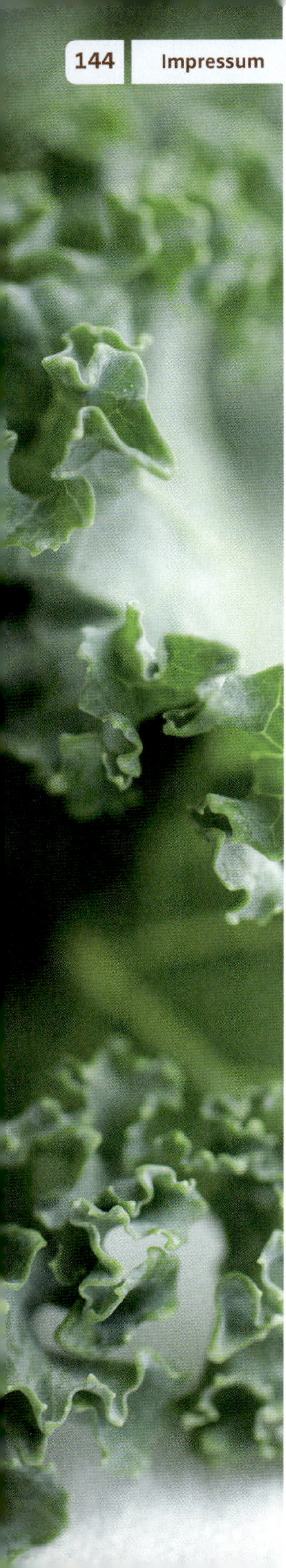

Bibliografische Information der Deutschen Nationalbibliothek
Die Deutsche Nationalbibliothek verzeichnet diese Publikation in der deutschen Nationalbibliografie; detaillierte bibliografische Daten sind im Internet über http://dnb.ddb.de/ abrufbar.

ISBN 978-3-89993-644-5 (Print)
ISBN 978-3-8426-8437-9 (PDF)

Fotos:
Umschlag: Titelfoto: GettyImages
123rf.com: foodandmore: 2, 5; Wavebreak Media Ltd: 15, 17; Robert Bayer: 19; Mara Zemgaliete: 25; tobi: 30; Cathy Yeulet: 39; Birgit Reitz-Hofmann: 44; Elena Elisseeva: 49; melpomen: 77; Lilyana Vynogradova: 123; jirkaejc: 127; Isabel Poulin: 139
Fotolia.com: Mara Zemgaliete: 1; JJAVA: 6, 64; Japolia: 8/9; bilderzwerg: 13; jane reinhardt: 26/27; carballo: 33; tamsindove: 35; Corinna Gissemann: 41, 51, 74, 75, 89; dip: 42; M. Schuppich: 46; PhotoSG: 53; HLPhoto: 59; sarsmis: 60/61; niccy23: 63; Nessi: 70; Carmen Steiner: 105; Lilyana Vynogradova: 113; Cogipix: 115; Ewa Brozek: 130; Natalia Larina: 135; xjrshimada: 141; Barbara Pheby: 143
iStockphoto.com: Yoko Bates: 56; annabobrowska: 57; Joan Vicent Cantó Roig: 99; sofyx: 106; stocksnapper: 136; Liza McCorkle: 137; Jill Chen: 144
MEV-Verlag, Germany: 62
Ingo Wandmacher: 67, 69, 73, 79, 81, 85, 91, 95, 101, 103, 109, 111, 117, 119, 121, 125, 133

Hans-Böckler-Allee 7, 30173 Hannover
www.schluetersche.de
2., vollständig überarbeitete Auflage

Layout: Groothuis, Lohfert, Consorten, Hamburg
Covergestaltung: Kerker + Baum Büro für Gestaltung, Hannover
Satz: Die Feder Konzeption vor dem Druck GmbH, Wetzlar
Druck und Bindung: Grafisches Centrum Cuno GmbH & Co. KG, Calbe
Hergestellt in Deutschland.